平凡社新書
481

大日本「健康」帝国

あなたの身体は誰のものか

林信吾
HAYASHI SHINGO
葛岡智恭
KUZUOKA TOMOYASU

JN264980

HEIBONSHA

大日本「健康」帝国●目次

第一章　昔兵隊、今高齢者

人間を使い捨てる国

あなたの命、体、健康は誰のものか。

言うまでもなく、あなた自身のものである。

もちろん、社会人の多くは、自分が健康でなくなったら（働けなくなったら）家族はどうなるのか、という心配が先にたつものであるだろうし、妊婦を気遣って、「自分ひとりの体じゃないのだから……」という言い方をすることは、昔からよくある。

しかし、それがすべてではない。

かつて、軍国主義と呼ばれた時代には、健康であることは「国のため」であった。なぜそうであったのか、ということは順を追って説明させていただくが、本書で強く指摘したいのは、そのことではない。

今また「国のために健康であれ」などと、国民に節制を強要するがごとき政策が進められてはいないだろうか。

「使い捨て　昔兵隊　今老人」

……これは、後期高齢者医療保険が導入された際に、抗議の意味を込めて詠まれた川柳であるという。

作者が戦争体験者であるのかどうか定かではないのだが、使い捨て、という言葉の中に国に対する怨念のようなものが感じられる。

もっとも、今の若い人たちには、この川柳が言わんとしていること自体、よく分からないかも知れない。現在の日本には徴兵制度がなく、したがって「兵隊に取られる」という事態も起き得ないからだ。

しかし一方では、派遣労働者などの非正規雇用が拡大し、二〇〇六年暮れの時点で、全就業者数の三分の一を突破していた。そして、二〇〇八年秋に、米国のサブプライム・ローン問題を引き金として始まった金融不安は、世界的な経済危機を引き起こし、円高の直撃を受けた輸出産業を中心に多くの企業が、雇用契約期間が残っているにもかかわらず、こうした派遣労働者を切り捨てた。

彼らの多くは、工場など派遣先の寮を生活の場としていたため、仕事と住居を一度に失うケースが続出して、大いなる社会問題となった。と言うよりも、二〇〇九年に入って、事態は深刻化する一方だ。二〇〇八年の暮れまでで「派遣切り」は一巡し、今後は正社員のリストラが課題になる、などと言われている。

経営側には経営側の論理があるにせよ、労働者を人間扱いしていないと言われても仕方のないやり方で、つまりは、昔も今も「使い捨て」にされる人たちがいたわけだ。

本書のテーマは、昨今の「健康ブーム」をはじめとして、医療や福祉の問題について考えてみるということだが、医療行政とか福祉行政といった言葉があることからも分かるように、国民の健康問題には常に国家が関与していた。

国家が国民の健康に関心を持つことのどこがおかしい、と言われるかも知れない。

たしかに、日本国憲法第二五条において、

「すべて国民は、健康で文化的な最低限度の生活を営む権利を有する」

と定められており、第二項においては、

「国は、すべての生活部面について、社会福祉、社会保障及び公衆衛生の向上及び増進に努めなければならない」（現代仮名遣いで表記。以下同じ）

というように、国家の責任も明記されている。つまり、国家が医療制度を整え、国民の健康維持に関心を持ち続けること自体は、全然おかしくない。

しかしながら、ひとつ考えてみていただきたい。

好きこのんで病気になる人など、いるだろうか。

病気になって初めて健康の有り難さが分かった、などという人もよくいるくらいで、普通の生活をしている人が、日頃どれほど健康を意識しているかと言われれば、これはまた別の話になるであろうが、国に言われなくとも、誰もが健康で長生きしたいと思っているはずである。

昨今の健康ブームがどうも胡散《うさん》臭いのは、健康という当たり前の価値観に対して、数値的な目標を設け、健康でない人間はすなわち欠陥があるかのようなイメージ作りが行われている、と受け取らざるを得ないからである。

具体例はこれから列挙していくが、その前に、昔はどうして「兵隊が使い捨て」だったのか、基礎知識を持っていただこう。

またもや憲法の話から始めなければならないが、日本国憲法第二七条には、

「すべて国民は、勤労の権利を有し、義務を負う」

とあり、第二六条第二項には、

「すべて国民は、法律の定めるところにより、その保護する子女に普通教育を受けさせる義務を負う。義務教育は、これを無償とする」

とある。若い人たちは義務教育について、中学卒業までは学校に通う義務があるのだと誤解している向きが多いようだが、これはあくまでも、保護者が子供を小中学校に通わせる義務のことなのである。もうひとつ、納税の義務が定められており、「勤労・教育・納税」の三つが日本国民に課せられた義務であるということは、小学校高学年レベルの社会科の授業で教わっているであろう。

昔はどうであったのかと言うと、戦前、すなわち日本が第二次世界大戦＝アジア太平洋戦争において敗戦国となる以前は、大日本帝国憲法というものがあり、「兵役の義務」が記されていた。これを法的根拠として、いわゆる徴兵制度が施行されていたのである。

日本国籍を持つ男子は、満二〇歳になる年に徴兵検査を受けねばならなかった。四月頃通知が届き、本籍地の小学校や集会所などに設けられた検査場に、指定された日時に出頭しなければならない。

合格すると翌年一月より二年間、軍隊生活を送ることになっていたが、実はこれはタテマエであって、戦時でない限り、実際に徴兵されるのは一部の人であった。

一方、軍隊に就職する人もおり、職業軍人と呼ばれる。こちらは、兵隊からの叩き上げと、軍の学校を卒業して将校になる者とに分かれていた。簡単に言えばキャリアとノンキャリアの違いである。

徴兵検査の内容は身体測定（身長・体重等）と健康診断、それに、米俵を持ち上げられるかどうかといった簡単な筋力テストがあったらしい。身長一五二センチ以上で、特に健康上の問題がなければ「甲種合格」とされ、以下、第一乙、第二乙、丙、丁、戊《ぼ》までランク付けされていた。

痔や近視など「健康上の問題」がある場合は、程度によって第一乙、または第二乙とされた。兵役に適するとされたのは、第二乙までである。

これに対して、四肢や眼が不自由だったり、精神的疾患ありとされた人は丁、病中もしくは病後で適否の判断を留保すべき人は戊とされた。

意外に思われるかも知れないが、昔の日本では、庶民の栄養状態がよくなかったため、甲種合格する若者は半数にも満たなかった。

その一方、アジア太平洋戦争の末期には、兵員の不足を補うべく、検査で丙種とされた人までが徴兵された。丙種とは虚弱体質や弱視、難聴といった問題を抱えている人のことである。戦場での苛酷な生活に耐えられるはずがないのだが、もはやそんなことにはお構いなしであったのだ。さらに、徴兵年齢自体も一八歳まで引き下げられた。

もうひとつ、旧日本軍の体質に問題があった。

兵隊として戦争に参加したならば、戦死の危険は当然ある。しかし、これまた当然のことながら、できるだけ少ない犠牲で戦術目的を達成してこそ、作戦が成功したと評価できるのである。

もちろん、犠牲が少ない方が勝ち、というほど単純なものでもないが、もともと日本は資源に恵まれていない上に、工業生産力の点でも米国には到底及ばず、レーダーなど新兵器の開発でも後れをとった。要するに、戦争遂行能力を比較すれば、もともと勝ち目はなかったわけだ。それなのに、

「物量の差は精神力で補えばよい」

などという精神論にとらわれた結果、味方の犠牲など顧みない作戦が、次から次へと立案・実施されたのである。

戦闘機に爆弾を搭載し、そのまま敵艦に体当たりする神風（正しくは「しんぷう」と読む）特別攻撃隊が特に知られているが、他にも人間魚雷や爆弾を搭載したモーターボートなど多くの特攻兵器が作られ、歩兵が爆弾を抱いて敵戦車の車体の下に飛び込む、といった戦法も実際に用いられた。

普通に考えたなら、戦闘機などは工場でどんどん作れるが、それを操縦するパイロットの養成には、はるかに手間と時間がかかる。他の兵器についても基本的には同じことが言えるので、つまりは兵器よりも人命、すなわち兵隊の命を大事にすべきなのだ。

ところが旧日本軍は、

「兵器は高価だが、兵隊は（徴兵制度で）いくらでも集められる」

と言った、倒錯した思想にとらわれてしまったのである。補給や衛生の面でもまるっきりお粗末で、数多くの戦争体験者が、

「兵隊は人間扱いされなかった」

などと言う証言を残しているが、このことはデータによっても裏付けられる。

アジア太平洋戦争において、旧日本軍は二三〇万人もの戦死者を出したが、実際に敵の銃砲弾によって命を落とした兵士は、七〇万人いるかいないかだと推計されている。他に、

米軍の潜水艦などによって輸送船が多数撃沈され、この結果、移動中に海に没してしまった陸軍兵士がおよそ四〇万人いるとされる。

これを加算しても、一〇〇万人をわずかに超える数だが、そうなると、残りのおよそ一二〇万人は、どのようにして命を落としたのか。

実は、大半が病死および餓死だったのである。医療の水準が現在よりかなり低かったことを勘案しても、これはひどい。軍の上層部が、兵隊を生身の人間として扱わず、「使い捨て可能な、安価な戦闘資材」と見なしていたことは明白で、この結果があまりにも悲惨な敗戦だったのである。

「健康は国民の義務」

徴兵制度は、もちろん日本独自のものではなかった。

古代社会では、税金の一種として賦役、すなわち労働力を提供しなければならなかったが、しばしば兵役もこの範疇に含まれていた。

しかしその後、日本においては武士、西洋においては貴族・騎士と呼ばれる、戦闘を生業《なりわい》とする集団が台頭したことによって、農民などを強制的に戦闘に駆り出すことは、あまりなくなった。「平民」からは租税を取りたて、その収益で職業的な戦闘集団、すなわち常備軍を育成した方が合理的だと考えられるようになったのだ。

戦争は崇高な行為で、戦場で命を落とすことは名誉だとする考え方は、こうした「プロの戦闘集団」が支配階級を形成する中から生まれてきたものである。つまりは、エリート意識と裏腹の美学であったわけだ。

歴史がまたも大きく変わるのは、一七八九年のフランス革命以後である。革命の結果、家臣団と傭兵から成る「王家の軍隊」が解体され、新たに国民軍が編制された。この頃にはまた、刀剣での戦闘が銃砲によるそれに取って代わられつつあった。一騎打ちの時代ではなくなった以上、少数精鋭のプロ集団よりも、命令通りに動く兵士を多数集めた方が強い、ということになってきたのだ。

かくして、大量動員を可能にするために、フランスでまず「国民の義務」として徴兵制度が導入されたのである。一七九三年のことで、プロイセン、イタリアなどの諸国が、すぐ後に続いた。古代の兵役と区別するために、こちらを近代的徴兵制と呼ぶこともある。

それが後期高齢者医療制度や健康ブームと、一体どのような関わりがあるのか。

この疑問に答えるには、そもそも厚生省（現 厚生労働省）という役所が、どのような経緯で誕生したかを知る必要がある。

明治時代に徴兵制度が導入され、検査で成年男子にに甲・乙・丙……といったランク付けが成されていたこと、また、昔の日本では、庶民の栄養状態がよくなかったために、現役兵にふさわしいとされる甲種に合格する若者は半分もいなかったということは、すでに述べた。

昭和になってから、この状況が一段と悪化したのである。原因は、不況だった。

二〇〇八年秋以降の金融不安について、一九三〇年代の世界恐慌の再来だなどと言われている。ただ、これはあくまで、金融業界が受けた経済的ダメージについての比喩である。当時と今とでは経済規模そのものが違うので、まったく同じ現象が起きるとまでは考えにくい。

一九三〇年代初期の米国で実際になにが起きたかと言えば、失業率が二五パーセントに達し、多くの人が路頭に迷った結果、推計ながら一〇〇万人を超す餓死・凍死者が出たという。

日本の、いわゆるバブル崩壊の時も、その経済的損失はアジア太平洋戦争の敗戦に匹敵する、などと言われた。たしかに、国家予算の五年分以上の国富が吹き飛んだという意味ではその通りなのだが、日本中が焼け野原になったわけではない。

その話はさておき、一九三〇年代の大恐慌は日本をも巻き込んだ。

本当はそれより前、つまり一九二九年一〇月二四日に、ニューヨークのウォール街にある証券取引市場で、株式史上最悪と言われる暴落が起きたことに端を発している。

米国は、一九一四年に勃発した第一次世界大戦の結果、ヨーロッパの列強が疲弊したのを尻目に、工業生産力を飛躍的に伸ばし、輸出大国の地位を固めつつあった。

これが投資ブームを呼び、一九二八年には出来高・株価ともに史上最高を更新し続けた。しかし、一九二九年九月三日以降、ニューヨーク・ダウ（ダウ・ジョーンズ社の計算法に基づいた平均株価のこと）が急に不安定になった。そして、後に「暗黒の木曜日」と呼ばれることになる、一〇月二四日を迎えたのである。

この日、寄り付きは小幅な値動きだったが、一時間もしないうちに急激な値崩れが始まった。そして、恐怖に駆られた投資家たちが投げ売りに走ったため、昼前までには、どれほどの株券が紙くず同然になったものやら、誰にも正確なことが分からない有様となってしまった。

その後も乱高下があったが、結局、五日後の二九日までに一〇〇億ドル相当の資産が消滅した。これは、当時米国内で流通していた通貨総額の二倍に達するという。

とりわけ深刻な打撃を受けたのは、現実の資産よりもはるかに大きな金額の信用取引にのめり込んでいた庶民層で、不動産も預金も失う人が続出した。まさしく、投資バブルの崩壊だったのである。

これ以降の四年間で、米国のＧＤＰ（国民総生産）は三〇パーセントも下落した。その結果が、前述の、二五パーセントもの失業率だったわけだ。

わが国の元号では、昭和四年であった。

まだ大恐慌とまでは言われていなかったが、不況の波はすでに押し寄せていた。

この年の九月には、小津安二郎監督の『大学は出たけれど』という映画が封切られている。本当は職がないのに、実家にはその事実を隠していた男のもとに家族が訪ねてくることになって……という喜劇仕立てながら、大卒の失業者が街にあふれる世相を描いて話題となったが、実際、東京帝国大学でさえ、企業からの求人申し込みがほとんどなかったという。

この当時の大学進学率はわずか数パーセントで、大学卒業生と言えば「学士様」と称されるエリートだったが、それでも職にあぶれるという、現在とは比べものにならないような就職氷河期であった。新卒就職率はわずかに一二パーセントで、大卒の学歴を中卒だと偽って町工場に就職しようとした「学歴詐称事件」まで記録されている。

すでに社会に出ていた人たちも、賃金の切り下げやリストラに見舞われ、「カード階級」なる流行語まで生まれた。カードで買いものをする富裕層のことではない。市町村の福祉担当者が、行政による救済を必要とする世帯名を記録するカードを持ち歩いていたことから、そのカードに名前が載る貧困層を指して使われた言葉だ。「下流」、「ワーキングプア」の先祖みたいなものか。

さらにはこの年、北海道拓殖銀行に勤務する傍ら、社会変革を目指すプロレタリア文学運動に参加していた青年の執筆した小説が、ベストセラーとなった。『蟹工船』である。

出版直後に発禁処分（発行禁止・発売頒布禁止）を受けたが、版元の戦旗社は、いわば地下ルートで販売を続けたのだった。この問題はもう少し後で見るが、著者も出版関係者も、およそ八〇年の時を経て、この小説が再び脚光を浴びるなどとは、夢にも思わなかったに違いない。

話を戻して、こうした不況の中で育った子供たちの多くは、徴兵年齢に達しても、軍務に耐えられるだけの体格・体力を身につけていなかった。昨今、韓国と北朝鮮とでは、二〇代の男性の平均身長が数センチ違うなどと伝えられているが、経済環境は栄養・衛生環境に直結するので、当然ながら若者の体軀《たいく》にも影響を及ぼすのである。米国では、所得の低い層ほどいわゆるジャンクフードを食する頻度が高いので、むしろ肥満体型の人が多いといったデータもある。

一九三〇年代半ば、またもや元号を用いれば昭和一〇年頃から、陸軍上層部はこうした事態に危機感を抱きはじめた。甲種・第一乙種・第二乙種を合計した徴兵検査合格者の比率が、一九一五年の七二・一パーセントから、三五年には五二・三パーセントにまで低下していたのである。このままでは軍の弱体化を招きかねないとされ、国民の健康状態の改善が急務だと考えるようになったのだ。

こうして、陸軍からの数次にわたる働きかけを受けて政治も動き出し、一九三八（昭和一三）年一月、厚生省が誕生した。

もともとは、内務省という超巨大官庁があって、地方自治から警察・消防、道路行政、保健衛生に関わる仕事までを一手に扱っていたのだが、この官庁から衛生局と社会局（年金などを取り扱う）を分離独立させる形で、新たな官庁を立ち上げたのだ。もっとも、職員は内務省に採用されてから出向する形式となっていた。

この時の首相は近衛文麿だったが、設立への道筋をつけたのは前任者の林銑十郎首相で、彼は陸軍大学校を卒業し、大将にまでなったエリート軍人である。

言うなれば、厚生省という役所が設立されたそもそもの目的が、国民の健康状態を「兵役に適するよう」改善することにあったのだ。事実、設立当初のキャッチフレーズは、「強い兵士は健康な国民から生まれる」

というものであった。略して「健兵健民」とも言われた。

早い話が、国民の健康状態それ自体に関心があったわけではなく、良質な兵士が減って戦争遂行能力が低下することを恐れたのだ。このことは、きちんと記憶されるべきであると思う。

このようにして日本は一気に軍国主義へと傾斜していき、やがて破滅的な大戦争、すなわち第二次世界大戦に突入するのだが、その日本と同盟関係にあったナチス・ドイツでは、

「健康は国民の義務である」

というスローガンのもと、スポーツの奨励にはじまって禁酒・禁煙運動、菜食主義運動、食品添加物の制限、ガン研究の振興といった政策がとられていた。その一部は予防医学の発達など、後世に遺産を残したと評価する向きもあるが、基本的には「優秀な遺伝子のみを後世に残す」という発想に立ったものに過ぎなかった。

その発想の先にあったものはと言えば、心身に障害を持った人たちや「劣等人種」と決めつけられた人たちを隔離・抹殺していく政策だったのである。彼らは、ナチス体制に反抗した人たちと並んで「ドイツ国家の敵」と呼ばれた。このこともまた、きちんと記憶されるべきであると思う。

国のために……

二〇〇八年四月、老人保健法が全面改正され、新たに「高齢者の医療に関する法律」となった。この法律に基づいて創設されたのが、後期高齢者医療制度である。

まず、何歳から高齢者と呼ばれるのかを見ておかねばならないが、WHO（世界保健機関）の定義では六五歳以上とされている。これをさらに、六五歳以上七五歳未満の「前期高齢者」と、七五歳以上の「後期高齢者」とに分けた上で、後者を対象とした医療制度の改革が行われたわけだ。

改革と言えば聞こえはよいのだが、要は有料化であり、高齢者医療に関わる国庫の負担を軽減することだけが目的であったことは明白である。なぜならば、高齢者の医療に関する法律（通称 老人医療法）の第一条には、

「医療費の適正化を推進するための計画の作成及び保険者による健康診査等の実施に関する措置を講ずる」

などと、堂々と書かれている。従前の老人保健法が、第一条において、

「国民の老後における健康の保持と適切な医療の確保を図るため、疾病の予防、治療、機能訓練等の保健事業を総合的に実施する」

と謳《うた》っていたのと比べてみるとよい。法律の主眼そのものが「適切な医療」から「医療費の適正化」に移されているのだ。

いま少し具体的に述べると、従来は七五歳以上の高齢者は老人保健制度の対象とされ、国民健康保険（以下、国保）をはじめとする各種健康保険に加入したまま、医療費の自己負担分を補塡される（つまり、差し引きで無料になる）制度がとられていた。一般的な保険

が、受益者負担の原則にのっとったビジネスであるのに対して、公費＝税金を投じて高齢者の医療費負担をなくそうという制度なので「保健」という表記が用いられている。

その負担分は、二〇〇六年一〇月以降の例で言うと、各種健康保険からの拠出金と、公費が半々ということになっていた。これを、高齢者自身が負担する形に再編したのが後期高齢者医療制度である。

高齢者のほとんどはすでに退職しているので、企業などが保険料の一部を負担する社会保険から、国保にあらためて加入したケースが多い。新制度では、七五歳になると国保から自動的に脱退させられ、後期高齢者のみを対象とした新たな保険制度に移行させられる。しかも、その保険料は年金から天引きされるというのだ。また、現役並みの所得がある高齢者に対しては、保険料・医療費の負担も現役並みということになった。

それればかりではない。

介護保険料等の負担が年金支給額の半分を超えている高齢者に対しては、年金からの天引きはしない、ということも併せて決定した。

普通の感覚の持ち主が、この情報だけを得たならば、そうした高齢者に対しては支払いを免除するのかと思うだろう。しかし、そうではない。単に「都合のよい時に」振り込みなどの手段で支払えばよいということにすぎず、支払いが一定期間滞った場合には保険証を取り上げると、法律にも明記されている。

もはや多くを語る必要はないであろう。冒頭で紹介した川柳もそうだが、高齢者の間から、

「長生きしすぎたのがいけないとでも言うのか」

といった怨嗟《えんさ》の声が上がったのも当然だ、とだけ述べておこう。

二〇〇八年九月に発足した麻生内閣は、さすがに評判の悪いこの制度について、「全面的に見直す」と発表した。

しかしながら、当の首相が漫画ばかり読んでいて具体的なことはなにもしない、という人なので、「見直し」にすら着手されないまま、制度はすでに動き出している。同年一一月の時点で、後期高齢者が保険料を滞納するケースが、すでに二〇万件を突破している。その中で長期入院中の人が占める割合が少なくないという。

この人たちは、遠からず無保険になる。現在の保険証が期限切れとなった時点で、滞納分を清算しないと、保険証を更新してもらえなくなるからだ。

代わって、国保の加入者であることを示すだけの「資格証明書」が公布されるのだが、これだと病院の窓口でまずは医療費の全額を支払わねばならない。後日役所で国保の負担分（七割）を受け取れるタテマエだが、実際には保険料の滞納分に充当されてしまうため、全額自己負担に変わりはない。こうなると、病気になっても医者に行くことができない人が急増することが充分に考えられる。いや、すでにそのような現実がある。

新聞報道などによれば、保険料を滞納している人から保険証を取り上げる（更新しない）かどうかについては、市区町村の裁量に任せるとしている。国保と言っても、実際の運営は市区町村が担当しているわけだから、これはこれでよいのだが、生活苦で保険料を負担できない人をどのようにして救済するのか、国はなんの指針も示してはいない。

と言うより、市区町村の裁量などは言葉のあやで、滞納者からは保険証を取り上げる旨が法律に明記されている以上、なんの意味もないことである。医者にかかる金もない人などそもそも生きている価値がない、と言わんばかりの制度だ。

二〇〇九年に入ってもなお、部分的な手直しはあっても、高齢者に新たな医療費負担を課すという、制度の根本には手がつけられていない。しかも舛添要一・厚生労働大臣は、制度の名前を「長寿医療制度」と言い換えることでお茶を濁そうとした。

アジア太平洋戦争の末期、戦局の悪化を国民の目から隠そうとした軍部は、退却とか撤退といった言葉を新聞紙上などで用いることを禁じ、「転進」と言い換えさせた。さらには「全滅」を「玉砕」と言い換えるようになる。ついそのような連想をしてしまうほど、政府の対応はいい加減なのだ。

繰り返し述べることになるが、昭和の初期に厚生省が立ち上げられたのは、国民の健康状態を向上させること自体が目的ではなく、兵役に耐えられる若者の頭数を揃えることを目指していた。

現在の後期高齢者医療制度も、皆保険制度を維持するために、これまで無償の医療を提供されていた高齢者にも一定の負担をお願いする、といった政府の説明とは裏腹に、所得の少ない高齢者を皆保険制度から排除していく役割のみを果たしている。

後期高齢者と呼ばれた、二〇〇八年の時点で七五歳以上の人たちは、逆算すれば一九三三年以前に生まれている。元号で言うと昭和八年。敗戦がその一二年後であるから、まさに戦前の軍国主義教育を受けて育った世代だ。

なんのことはない。後期高齢者などと呼ばれる人たちは、一度ならず二度までも「国のために死ね」と言われたに等しいのである。

第二章　昔徴兵、今検診

オリンピックとワールドカップ

厚生省が誕生した一九三八（昭和一三）年に、日本国内ではどのようなことが起きていたのか、少し見てみよう。

毎年夏になると、悲惨な戦争の記憶を語り継ごう、といったキャンペーンが新聞の紙面を飾る。年末にも、TVで戦争がらみの特別番組が放送されることが多い。

そのこと自体に異を唱えるつもりはないが、戦争の記憶と言った場合に、一九四一（昭和一六）年一二月八日の、真珠湾攻撃によって始まった日米戦＝太平洋戦争しか語られないというのは、歴史の伝え方として、いかがなものだろうか。

本当は、一九三七（昭和一二）年に起きた蘆溝橋事件をきっかけに、日本は中国（中華民国）を相手に、宣戦布告なき戦争状態に入っていた。

蘆溝橋とは北京郊外の地名で、一九三七年七月七日、この地域で夜間演習中だった日本軍の部隊に対して、数発の銃撃が加えられ、兵士一人が行方不明となる事件が起きたのである。後にこの兵士は、草むらで用を足していて他の兵士とはぐれてしまい、集合場所にたどり着くのが遅れただけだったと判明した。

ところが、部隊を集結させた直後に、さらに数発の銃声が響いたため、日本軍はこれを中国軍による奇襲と判断。逆に、同地域の警備に当たっていた中国軍に攻撃を仕掛け、戦闘状態に入ってしまったのである。

そもそもどうして北京郊外に日本軍の部隊がいたのか。また、その日本軍部隊が、銃撃をただちに中国軍の仕業と断定したということは、もともと両者の間に緊張関係があったことを意味しているが、それはなぜか。

原因は、一九三一（昭和六）年に起きた満州事変である。

同年九月一八日、満州（中国東北部）において、南満州鉄道（満鉄）の線路が何者かによって爆破される事件が起きた。この鉄道は、もともとロシア帝国が敷設したものであったが、日露戦争の結果、日本が権益を得ていたのだ。そして、そうした権益を守るべく、軍隊が駐留していた。旅順を中心とする関東州一帯の守備を担当したため、関東軍と呼ばれる。

実はこの鉄道爆破事件は、関東軍による自作自演であった。中国軍の手先によるテロだと見せかけ、それを口実に中国側に攻撃を仕掛けたのである。

前章で紹介した林銑十郎大将は、この時、朝鮮軍（当時植民地だった朝鮮半島に駐留していた日本軍部隊）の司令官だったが、関東軍が中国軍相手に戦闘状態に入るや、独断で満州に部隊を進出させたため、「越境将軍」などと呼ばれた。

特筆すべきは陸軍上層部および政府の対応で、鉄道爆破の謀略といい、朝鮮軍の越境といい、クーデターに準ずるほどの軍規違反だったのだが、この件に関わった者は、処罰されるどころか出世したのである。広大な農地と豊富な地下資源を持つ満州を、実質的に植民地化したことで、結果オーライの評価がなされたのだった。

マスコミもこの動きに便乗した。「電光石火」という言葉は、この時の関東軍・朝鮮軍の素早い行動を、当時の新聞が誉めたたえた表現から流行語となったものだ。

この背景には、満州を植民地化することで長引く不況から脱する糸口をつかみたい、という日本側の思いがあったわけだが、中国側から見れば、侵略行為以外のなにものでもなかった。今も、閣僚の靖国神社参拝問題などにからんで、中国や韓国が繰り返し持ち出してくる「歴史問題」とは、つまりこうしたことなのである。

その評価はさておき、昭和の日本は、一九四五（昭和二〇）年八月一五日に昭和天皇が「終戦の詔勅」を発表するまで、実に足かけ一五年にわたって戦時であったのだ。

満州事変は、その名の通り東北部に限定された軍事行動だったが、蘆構橋事件によって、とうとう全面戦争状態となった。しかしながら、すでに述べたように、宣戦布告なき戦争状態なので、日華事変、あるいは支那事変などと呼ばれていた。

なんと名づけようが、広大な中国大陸を舞台とした戦争が続いたため、戦費の負担が日本経済に重くのしかかってきた。こうして一九三八（昭和一三）年四月一日、国家総動員法が公布される。

「国家総動員とは戦時（戦争に準ずべき事変を含む）に際し、国防目的達成のため国の全力を最も有効に発揮せしむるよう、人的及び物的資源を統制運用することを謂《い》う」（第一条より抜粋）

との趣旨で、兵器、艦艇、弾薬その他の軍用物資はもとより、被服、食料、飲料、飼料、燃料、原料、工作機械、医薬品、医療器具、船舶、航空機、車輛、馬、通信用機材、土木建築用物資、照明用物資などについて、生産、修理、配給、輸出入を国家が統制するというものだ。

当時の二大政党だった政友会と民政党は、

「臣民（国民）の生存権を脅かしかねない」

として法案成立に反対していたが、軍部からの強い圧力に抗しきれなかった。

軍国主義という言葉の定義については、色々なことが言い得るのだが、わが国の歴史においての戦前の軍国主義体制と言った場合には、この国家総動員法が公布されて以降のことを指す場合が多い。

そして、すでに述べたように、この年の一月には「健兵健民」のスローガンのもとに厚生省が誕生し、七月一日には、不況によって疲弊した農村部の衛生・医療環境を改善することを主目的とした、国民健康保険法が公布されている。

これ以上は、多くを語るまでもないであろう。わが国の医療行政は、「国の全力を最も有効に発揮せしむるよう」国家総動員法と不可分のものとして出発したのである。

当然ながら、国民は大いなる負担を強いられた。

この年の五月には、「ガソリンの一滴は血の一滴」という標語のもと、ガソリンが配給制となり、民間の自動車は次々と木炭車に改造されていった。木炭でどうやって車を走らせるのか、と疑問に思う向きもあろうが、要は気化したガソリンに点火して発生させるガスの代わりに、木炭を燃やした際に生じるガスでエンジンを回転させるのである。

もちろん、ガソリン機関に比べて馬力に乏しく、路線バスなど、坂道では乗客が降りて押すことも珍しくなかった。翌一九三九年六月には、天皇専用車までが木炭車に改造されている。

金属、皮革、ゴムなどは特に厳しく統制され、言い換えれば民間人には入手困難となったため、竹で編んだランドセルや、パルプの靴、絹くずを圧縮して固めたベルト、ロウ引きした紙（昔はこれが傘の材料であった）で作った帽子などが登場した。「代用品時代」と呼ばれたが、すべては乏しい資源を戦争に投じるためであった。

こういう有様だったから、「国防目的」に合致しないイベントなどは、あり得ない話となってしまった。東京オリンピックまでが中止の憂き目を見たのである。

一九六四年に開催された東京オリンピックは、戦後日本の復興を象徴するイベントであったが、実は、一九四〇年に開催されることが、一度は正式決定していた。

この年は、皇室の開祖たる神武天皇が即位してから二六〇〇年目に当たるとされていたため、記念事業としてオリンピックを東京に招致しようということになったのである。

そして、一九三六（昭和一一）年七月三一日、ベルリン・オリンピックの開会式前日に行われたIOC（国際オリンピック委員会）総会において、四年後の開催地は東京、と決定した。この背景には、日本との同盟関係を強化しようとした、ナチス・ドイツのヒトラー総統の意志が強く働いたとも言われている。

決定の経緯がどうであれ、

「皇紀二六〇〇年に、アジアで初めてのオリンピックが東京で開催される」

とのニュースが伝わるや、国内は沸き返った。ところが、この決定から満一年も経たないうちに、蘆溝橋事件が起きてしまうのである。

中国大陸における戦争が泥沼化する中、オリンピック開催は、資金面の問題に突き当たった。開催が決定するや、東京オリンピック組織委員会では、世田谷区の駒沢に一一万人収容可能なメインスタジアムの建設計画を打ち上げたが、これを実現するためには、当時の金でおよそ八〇〇万円が必要とされた。国家予算の三パーセント近い金額であったという。鋼材だけで一〇〇〇トン以上が必要とされたが、家庭の台所から金属製のバケツが消え、木桶に取って代わられるという時代に、これは厳しい数字であった。

余談だが、この八〇〇万円という金額も、軍事予算に当てはめると、たかだか駆逐艦一隻分の建造費にしかならなかった。

駆逐艦というのは軍艦の中では小型で、軽快な機動性を生かして、敵の潜水艦や魚雷艇を駆逐する役割を担う。その分、装甲などははっきり言って貧弱なのだが、その一隻分の建造費が、国家予算の三パーセントだったのだ。

すると、最大級の戦艦などはどうなるのか。

戦艦「大和」の場合、造船所の拡充工事など関連予算を除いた純然たる建造費だけで、二億円以上が投じられた。一九六〇年代に行われた試算によれば、東京―大阪間の新幹線建設費用に、ほぼ匹敵することになるという。軍備というものが、いかに巨額の国富を食いつぶすかの好例だと言えるだろう。

実際に当時の日本国内では、「競技場か、駆逐艦か」という論争を経て、オリンピック開催中止の方向に向かったが、国際世論も日中戦争を機に、日本（東京）での開催を疑問視するようになっていった。

英国のオリンピック組織委員会は早々と、

「戦争が終結しない場合は、選手派遣を見合わせることになるだろう」

と声明を出していたし、欧米諸国の多くがこれに追随する動きを見せていた。もともと満州事変以来、中国大陸の覇権に対する野心を隠そうともしなくなった日本は、欧米諸国から、世界平和に対する脅威として白眼視され、孤立しつつあったのだ。

やがて、日本を侵略国家であるとした米国は、英国やオランダを巻き込んで経済封鎖に踏み切り、ついにはこれが日本に対米戦争を決意させ、太平洋戦争への道が開かれることになる。

その話はさておき、軍国主義=戦時体制下のわが国においては、新たに厚生省という役所を作ってまで、国民の衛生環境の向上に努力したが、スポーツの振興などにはあまり関心がなかった。なにしろ、オリンピック開催の権利を得ながら、それを「無駄遣い」として返上してしまったのだから。

ナチス・ドイツでは、スポーツ振興によって若者の体格・体力の向上が期待できることに加えて、ドイツ国民の団結力を高め、世界に向けて国威を示すために、ベルリン・オリンピックを開催した。ゲルマン・アールデコ調の立派なスタジアムも建設している。

これに対して日本の軍部は、オリンピックのようなお祭り騒ぎがあると、国民が浮かれてしまい、戦争遂行の妨げになる、などと考えたのであった。

スポーツの国際イベントとしては、今や注目度においてオリンピックを凌ぐのが、サッカーのワールドカップである。

わが国にサッカーが伝えられたのは、一八七三（明治六）年のことで、当時は東京の築地に置かれていた海軍兵学寮に教官として招かれた、ダグラス少佐以下三〇名の英国海軍軍人が、この競技を持ち込んだとされる。

歴史とはまったく皮肉に満ちているもので、前章で述べた、大恐慌の波が及ぼうとしていた一九二九年に、日本はＦＩＦＡ（国際サッカー連盟）に加盟した。そして、厚生省が誕生し、東京オリンピックの開催を予定していた一九三八（昭和一三）年には、ワールドカップの第三回大会がフランスで開催され、日本もエントリーしていたのだ。

当時はまだ、日本代表と言っても大学生が中心になっているというレベルであったが、前述のベルリン・オリンピックに出場した際は、優勝候補だったスウェーデンを倒す殊勲を挙げている。

この大会にアジアからエントリーしたのは、日本とオランダ領東インド（現在のインドネシア）のみで、つまりは両者が史上初のアジア予選を戦う予定だった。しかしながら、日中戦争が泥沼化したことにより、日本はエントリーを取り下げてしまう。オリンピックに出場するはずだったスポーツ選手や、サッカーの日本代表選手も、多くが戦場で命を落とすこととなった。

日本がワールドカップ初出場を果たすのは、ちょうど五〇年後、一九八八年のことである。奇《く》しくも、フランス大会だった。戦争さえなければ、日本サッカーの歴史もかなり違うものとなっていたことは、疑う余地がない。

メタボの真実

毎年暮れになると、その年の世相を反映した「流行語大賞」が発表される。二〇〇六年には「メタボリックシンドローム」がノミネートされた。

ちなみにこの年、大賞を受賞したのは「品格」と「イナバウアー」で、他にノミネートされたのは「格差社会」、「ハンカチ王子」、「エロカワイイ」などであった。

ともあれ、今やメタボリックシンドローム、略してメタボと言えば、肥満の代名詞として日本語として定着してしまった感さえある。が、本当はメタボリックシンドロームというのは、内臓脂肪型肥満に、高血圧・高血糖・高脂血症の「三高」のうち二つまでが合併した症状のことだ。

外見的にかなり太っていても、皮下脂肪型肥満であればメタボとは呼ばない。同様に、内臓脂肪型肥満であっても、上記三つの検査数値に異常がなければメタボではなく、ひとつだけ該当した場合には予備軍であるとされる。

これは、日本肥満学会など複数の医療学会が、二〇〇五年に学会誌に連名で発表した見解を基に、翌二〇〇六年五月に厚生労働省がガイドラインとして公表したものだ。

メタボリックの本来の意味は「代謝」で、内臓脂肪型肥満に血糖値、血圧、脂質の異常が加わった場合、相乗的に糖尿病や動脈硬化疾患など、いわゆる生活習慣病の発生頻度が高くなるとされている。これがいわゆる、メタボリックシンドローム＝代謝（異常）症候群ということになるわけだ。

これを受けて、前章で述べた後期高齢者医療制度と連動する形で、四〇歳から七四歳までの人に特定健康診査と特定保健指導が義務化されることになった。前者の特定健康診査が、俗に言うメタボ検診で、二〇〇八年四月より実施されている。

検診はまず対象者のウェスト周囲経（腹囲）の計測から始まる。いわゆる「へそ周り」で、一般にウェストと呼ばれる位置よりもやや下だ。

問題は診断基準で、腹囲の測定で男性なら八五センチ、女性なら九〇センチを超えた場合にはメタボリックシンドロームの可能性があるとされ、血圧測定や血液検査を経て、特定保健指導（医師による継続的な指導、場合によっては治療）が必要か否かを判定するというのだ。これを聞いてビックリ仰天したり、心配になって自宅のメジャーでこっそり測ってみた、というような人も多かったのではないだろうか。

血圧の基準値も、最高が一三〇（mmHg）、最低が八五（同）とされているが、これまたビックリ仰天という人が多かったはずである。

それもそのはずで、東海大学医学部の大櫛陽一教授のシミュレーションによれば、検診に際して前記の基準を適用した場合、いずれかの診断項目で異常とされる人は男性九四パーセント、女性八三パーセントに達し、病院通いを促される受診勧告者も男性五四パーセント、女性四九パーセント、総数で三〇六〇万人に達するという。

鹿児島大学法科大学院の伊藤周平教授は、『後期高齢者医療制度』（平凡社新書）という本の中で、

「いくらなんでも、平均寿命世界一を誇る日本人の四〇歳から七四歳までの半数以上が、メタボリックシンドロームで、医療機関を受診しなければならないほど健康状態が悪いとはとても考えられない。特定健診の診断基準がおかしいというほかない」（一九八頁）

と述べているが、データを見て普通に考えれば、このような結論になるであろう。腹囲の基準ひとつとってみても、男性より女性が大きくなっているのは日本だけである。事実、二〇〇七年には、国際糖尿病学会が、腹囲について「男性九〇センチ、女性八〇センチ」とするのが妥当であるとの意見を寄せてきている。

厚生労働省の基準値が発表された際、複数の海外メディアが、「日本人の多くがそれほど太っているとは知らなかった」などと、皮肉な調子で報じたことも記憶に新しい。

血圧についても、前出の大櫛教授は、血圧は一般的に、年齢を重ねるとともに高くなるものであって、四〇歳から七四歳までの人に一律の基準を設けるのは不自然であることを指摘している。

こうした内外からの批判にもかかわらず、厚生労働省は基準値を見直そうとはせず、前述のように二〇〇八年四月から検診を実施した。

さらに不可解なのは、このメタボ検診が、四〇歳以上の現役世代には義務化されているのに対し、七五歳以上の後期高齢者に対しては「努力義務」、つまりは、検診を受けても受けなくてもよい、とされていることだ。

いわゆる生活習慣病のリスクは、年齢とともに高くなるのであって、本当に国民の健康維持を考えての政策であったなら、こうした「逆転現象」はあり得ないだろう。

しかしながら、厚生労働省の目的は医療費削減にある、との前提に立てば、この疑問は氷解する。

七五歳以上の高齢者に検診を義務化したならば、患者や予備軍が次々に見つかるのは火を見るよりも明らかで、これでは医療費抑制の観点からは逆効果でしかない。主眼はあくまでも現役世代で、彼らの健康維持が医療費の抑制につながるという発想だ。

高齢者については、前章で述べたように医療費を有料化すればよく、検診などもはや無駄だと言わんばかりである。かくして、保険料を負担できなくなった（滞納という言い方自体、役所の都合を押しつけているもので、おかしい）高齢者がものすごい勢いで増え続ける状況を招いてしまった。

繰り返し述べるが、これはまさしく、国民を働けるだけ働かせた上で「使い捨て」にする現代の棄民政策であり、保健行政における国の責任を明確にした憲法第二五条に違反している。許されることではない。

この問題は、メタボ検診と「医療費適正化計画」とが、言うなればセットで打ち出されてきたという事実を知ることによって、ますます明らかとなる。

本当は後期高齢者医療制度と「三点セット」なのだが、医療費適正化計画とは、二〇一五年までの目標として、

（一）メタボリックシンドロームの該当者及び予備軍を、二〇〇八年度に比べ二五パーセント減少させる。目標年度までの中間に当たる二〇一二年までに対象者の七〇パーセント以上に「メタボ検診」を受診させる。当該年度で特定保健指導が必要とされた対象者の四五パーセントが指導を受け、二〇〇八年と比べ一〇パーセント以上対象者を減少させる。
（二）入院患者の平均在院日数を三六日間から五日程度短縮させる。
（三）医療機関の再編成。特に医療型療養病床を約二三万床から一五万床に削減。介護型医療病床（約一二万床）を全廃。老人保護施設やケアハウスへの転換を図る。

……といった内容を掲げたものだ。

各都道府県もこれを受けて、国の政策との整合性を図るべく、二〇〇八年を初年度とする五ヵ年計画を策定することとなった。

問題は、この五ヵ年計画において都道府県の自主・自立性は無視され、あらかじめ国が定めた基準の押しつけになっていることだ。具体的には、中間年に当たる二〇一一年に中間評価が、そして終了年の二〇一三年には、国による実績評価が行われる。そして、メタボ検診の実施率（受診率）や、それによる生活習慣病予防成果が目標に達せず、医療費抑制の効果が出ていないとされた場合は、診療報酬特例制度の導入や後期高齢者医療制度支援金の増額といったペナルティが課せられることになっている。

前者の診療報酬特例制度とは、これまで全国一律とされていた診療報酬の単価（一点＝一〇円。点数は診療内容に応じて加算されていく）を、医療費が多くかかっている地域では、たとえば一点＝九円に診療報酬を削ってしまうやり方である。

後者は、後期高齢者医療制度の支援金を一〇パーセント上乗せして負担させる、というものだ。

一方、目標を達成した自治体に対しては、報奨制度もあることはある。

だが、現実問題としては、国が定めた目標値をクリアするのは至難の業で、「適正化」

が計画通り実行に移された場合、目標を達成できずにペナルティを課され、その穴埋めとして、国民健康保険の保険料引き上げに踏み切らざるを得ない自治体が続出する可能性がきわめて高い。

たとえばメタボ検診だが、二〇〇八年末の段階で、受診率がもっとも高いとされる兵庫県尼崎市でさえ、二〇パーセント強である。政府の定めた七〇パーセントという目標値が、いかに高いハードルであるかが分かるだろう。

しかも、一読してお分かりのように、平均年齢が高く、単身高齢者が多い過疎地の自治体ほど重い負担を強いられる仕組みとなっている。全住民の中に高齢者の占める比率が高い自治体ほど、税収が少なく医療費の負担が大きいのは避けられない現実である。その現実の中で保険制度を維持するのが国の責任ではないのか。

ところが、初めに医療費削減ありきの政策のもとでは、地方によって異なる事情などは無視され、「必要以上に」医療費を使う自治体や保険者に対しては、ペナルティまで準備されているのだ。

後期高齢者医療制度について、現代の棄民政策であると述べたが、こちらは、絵に描いたような地方切り捨て政策だと言う他はない。国は一体、なにを考えているのだろうか。

「健康プロジェクト」の罪

ここで、ひとつの疑問に突き当たった読者も多いに違いない。なりふり構わず、医療費削減という目標に向かって邁進している国が、どうしてメタボ検診については、前項で述べたような厳しい、なおかつ非合理的な判定基準を持ち出したのか。

たしかに、腹が少し出ているだけで、普通に生活しているおじさんやおばさんを「メタボ」と決めつけ、医者通いを促すような制度で、言うなればわざわざ「患者」を生み出すようなものではないか。

厚生労働省は、メタボ検診によって生活習慣病の予防効果が得られることにより、およそ二兆円の医療費削減が期待できるとしているが、医学界の一部や民間の調査団体などからは、むしろ医療費の増大を招くのではないか、と危惧する声が高まっている。

実は、このメタボ判定基準が策定された裏にはカラクリがあったのだが、これについては第四章で詳しく述べることにして、まずは、メタボリックシンドロームという言葉が流行語にまでなった裏で、一体なにが起きていたのかを見てみよう。

もともと厚生労働省は、一九九〇年代後半から医療費抑制への取り組みを進めてきた。その柱として、予防医学振興などとともに掲げられた政策が、生活習慣病対策であり、より具体的には健康増進のための世論喚起だったのである。

生活習慣病とは、一九九七年に登場した新しい呼び名で、それ以前は成人病と呼ばれていた。これは「全滅」を「玉砕」と呼ばせるような、単なる言い換えと違って、結構重要な意味を持っている。

かつては、脳卒中、心筋梗塞、ガンといった病気は、年齢を重ねるにつれて発症リスクが高まるものであり、言い換えれば「老い」にともなう宿命的なもので、予防はもとより治療にも自ずから限界があると考えられていた。

ところが、医学界はいつしか、前述のような病気の原因について、日常生活のあり方によって生じるなんらかの因子にある、と考えるようになった。病気には必ずなんらかの原因があるはずで、「老い」だけに帰結されるべきではない、というように、医学の方向性がシフトしたのである。

この結果として、

「年とともに無理がきかない体になるし、あちこちガタがくるのは当たり前」

といった考え方は通用しなくなり、国民は健康維持の義務を負わされ、生活習慣病は自己責任だとする政策が打ち出されてきたわけだ。

たしかに医学の進歩によって、天然痘やコレラなど、多くの感染症の病原菌が特定され、予防法や治療法も確立されてきた。外科手術においても新型医療機器の開発と相まって、その進歩は目を見張るものがある。

しかしながら生活習慣病の場合、発症の原因物質やメカニズムは未だに特定されていない。したがって、こうした病気を発症させない、予防の方法論もない。

日常生活の中で、なんらかの因子が複合してガン細胞を生み出すのではないかとか、血管の硬化を招くのではないかと考えられているだけで、そこにＤＮＡ研究の成果として遺伝的要因説が持ち込まれてきたため、話がますます複雑になり、要するになにひとつ決め手がないのである。

だからこそ、生活習慣によって発症する病気という、分かるような分からないような呼び名になっているわけだが、国民に対して自己責任を説く以上は、個人レベルで実行できる、なんらかの対策を示さなくてはならない。

と言っても、現状では、とりあえず健康に悪そうな生活習慣を逐一改善するしか手はない。こうして、二〇〇〇年一月に厚生省（省庁再編により厚生労働省と名称変更になるのは、二〇〇一年から）より発表されたのが「健康日本21」というプロジェクトだったのである。

副題には「21世紀日本における国民健康づくり運動」とあって、なにやら戦前の軍国主義時代を想起させるが、実際にこの中では「自助」と「連帯」が強調され、自己責任のみならず、地域ぐるみでの健康増進運動の必要性が主張されている。

その上で、国民のなすべき「生活習慣」が細かく明示されている。具体例をいくつか挙げると、

食塩摂取量　　現行（成人一日あたり）一三・五グラムを一〇グラムに。
野菜の摂取量　現行（同）三〇〇グラムを三五〇グラムに。
肥満　　男性三二・八パーセントを二五パーセント以下に。
　　　　女性二七・一パーセントを二〇パーセント以下に。
一日の平均歩数　現行より一〇〇〇歩増やす。男性九二〇〇歩、女性八三〇〇歩に。
睡眠で充分休養が取れない人　一割減らす。
喫煙率　　半減（これについては、後述）。

飲酒　　日本酒換算で一日三合以上飲む人を二割以上減らす。

子供のフッ素化合物配合の歯磨き剤使用

　　　四五・六パーセントを九〇パーセント以上に。

……といった具合だ。

ちなみに肥満の基準とはＢＭＩという数値で表される。割り出し方は体重÷（身長×身長）で、たとえば身長一メートル七〇センチで体重七〇キロであったとすると、

70÷（1.70×1.70）≒24.22

となる。身長一メートル七〇センチで体重七〇キロならば、いたって普通の体格だと思えるが、実はＢＭＩ値が二四・二以上は肥満とされるのだ。

ともあれ、右に列挙したような事柄の履行を、国民運動として推進するというのが「健康日本21」の具体的な中身なのである。

この情報は、公式発表以前から半ば公然と流されており、劇作家の山崎正和氏は、一九九九年一一月二九日付の「読売新聞」紙上において、

「誰もが悪い冗談だと思うだろうが、厚生省は本気なのだ」

と記していた。一九三四（昭和九）年生まれの山崎氏は、このような施策と、戦前の健康増進運動の類似性を敏感に感じとり、危機感を抱かざるを得なかったのである。

そして、山崎氏の指摘を待つまでもなく、厚生省＝厚生労働省は本気も本気で、このプロジェクトは、二〇〇三年に健康増進法として、とうとう法制化されてしまった。医療費抑制という「大義」のため、国民は自己責任のもと、生活習慣病対策・健康維持に努めることが義務であるとされたのだ。

まさしくこれは、現代の国家総動員法である。

二〇〇七年八月一四日、三重県伊勢市で四七歳の男性がジョギング中に倒れ、搬送先の病院で死亡が確認されるという事故が起きた。

この人は伊勢市の職員（課長）で、同年七月に市長が発案した「七人のメタボ侍　内臓脂肪を斬る！」という企画に参加した一人であった。健康維持の範を市民に示すべく、当初の予定では一〇月一一日に成果を公表することになっていたため、急激なダイエットに取り組んだ末の悲劇であった。

「武士道とは死ぬことと見つけたり」

という一節で有名な書物があるが、メタボ侍がダイエット中に「討ち死に」してしまったのでは、本末転倒もいいところではないか。

この頃、厚生労働省では「副大臣のメタボ退治」と称して、同省の副大臣二人が体重と腹囲の変化をホームページに掲載するという、特定保健指導のモデルとなる企画を実施していた。伊勢市がこれに想を得て「メタボ侍」の企画を立案したことは疑う余地がなく、同市職員の不幸な死に対する責任の一端は、「メタボは悪」といった強迫観念を植えつけ、「メタボ撃滅」を煽《あお》った厚生労働省にもある。

死亡にまで至らなくても、行き過ぎたダイエットが体に悪いことは、もはや常識だろう。それこそ栄養不足から内臓の機能不全、生活習慣病を誘発する可能性が高くなる。昨今EU（欧州連合）においては、若い女性のダイエット・ブームが過熱することを警戒して、あまりに痩せ過ぎた体型のモデルについては、マスメディアへの登場を規制すべきだとの議論さえあるのだ。

もともと特殊な職業であるモデルの体型まで問題視するというのは、これもこれで余計なお世話であるかも知れないが、肥満をさんざ槍玉に挙げておきながら、痩せ過ぎについてはなんの基準値も示していない、わが国のメタボ検診は、やはり不可解な制度だと言わざるを得ない。

前項でも紹介した東海大学医学部の大櫛教授によれば、統計上、生活習慣病の発症リスクがもっとも低いのは、腹囲や体脂肪率が標準をやや上回っている「ちょいメタ」の人だそうである。さらに、太り過ぎの結果として死に至るような病気にかかる例は、日本人の場合きわめて少なく、むしろ「非メタ」の人は「ちょいメタ」の人よりも短命だとの統計結果もあるとしている。

たとえ、一般論としてメタボが不健康であるとしても、その原因は千差万別で、食生活をはじめとする「生活習慣」だけに帰するのは、どう考えてもおかしい。

さらに言えば、メタボ対策を強要された結果、働き盛りの世代が好きなものも食べられない、ということになった場合の、精神的苦痛といったデメリットはどう考えられているのか。この問題は、次章で喫煙の問題を考える中で、あらためて見てみよう。

すでに不幸な事故が起きているにもかかわらず、ダイエット・ブームはとどまるところを知らない。厚生労働省による、メタボに対する強迫観念を植えつけるがごときプロジェクトは、見事に功を奏したとも言える。

飲食物ひとつとっても「太らない＝健康によい」というキャッチフレーズで売られるも

のが急増している。いわゆる低カロリー、ゼロカロリー商品だ。反対に、従前のビールや清涼飲料、缶コーヒーなどは、糖質が多く高カロリーであるとして敬遠され、売り上げが落ちているとも聞く。まさに、低カロリー、ゼロカロリー商品こそ飲料メーカーにとって救世主となったのである。

しかしながら、ここで素朴な疑問を抱かざるを得ない。

飲料メーカーは、カロリーの源となる糖質などを取り除いた上で、一体どうやって「味はそのまま」にしているのか。

たとえば「糖質ゼロ」を売りものにしている発泡酒がある。

発泡酒というのは、基本的にはビールと同じ成分で作られるのだが、麦芽の含有率がビールと呼ぶ基準を満たさないため、酒税法上、こう分類されるものだ。価格を安くするために、わざわざ麦芽含有率を抑えたのである。

とは言え、穀物を原料にしていることに変わりはなく、その穀物に含まれる糖質こそが、酒類に含まれるアルコールの原料そのものなのだ。とどのつまり、糖質ゼロの酒など、存在すること自体がおかしい。

実は、糖質が一定基準以下であれば「ゼロ」と表示しても法的な問題は生じない、というだけの話なので、本当に糖質がまったく含まれていないと思って買った人については、おそらく「自己責任」ということになるのだろう。そのことを割り引いて考えても、穀物原料から生じる糖質を大幅に除去したとすると、どうやってアルコール度数を確保しているのか、という疑問が残る。

清涼飲料にしても、従来の、糖質を含んだ成分を除いて「味はそのまま」であるとすると、別の添加物によって味覚を作り出したとしか考えようがないではないか。

このように述べると、食品衛生法をクリアしているのだから成分に問題はない、といった反論を受けそうだが、食品添加物が人体に与える影響については、未知な部分が多く、市場に出回って何年か経ってから問題が発覚したような例は、過去にも多い。少なくとも、自然界に普通に存在する糖質の方が、安心して口にできるものであることは間違いない。糖質は、摂取するとすぐにエネルギーとなって心身を活性化させる、貴重な栄養源なのだ。

それ以前に、夏の暑い日にコーラで喉を潤したくらいで糖尿病になったなどという話は、聞いたことがない。

これまでごく普通だった「生活習慣」が、健康の美名のもとに否定され、その結果として、かえって不健康な人を増やしかねないのが現実なのである。

第三章　昔非国民、今喫煙者

国民と非国民

またしても一九二九（昭和四）年の話をするが、この年に小林多喜二の『蟹工船』が発表されたこと、そして今またこの小説が注目を集めていることは、すでに述べた。繰り返しになるが、現代の若者、とりわけ派遣労働など非正規雇用の劣悪な環境が、昭和初期に通じるものがあるといった理由で、若い人を中心に読まれているらしい。ケチをつけるつもりはないが、「カニコー・ブーム」といった風潮に乗せられて、この小説を手に取った人たちは、作者がどのような運命をたどったか承知しているのだろうか。

小林多喜二は一九〇三（明治三六）年、秋田県生まれ。実家は貧しい農家で、四歳の時に、パン工場を経営している伯父を頼って、一家で北海道に移住している。成績優秀だった多喜二は、この伯父の援助を受けて、小樽高等商業学校（現小樽商科大学）に進学した。学生時代から創作が好きだったが、卒業後、北海道拓殖銀行（以下、拓銀）に就職した頃から、マルクス主義に関心を持つようになり、プロレタリア文学運動に接近する。プロレタリア文学運動というのは、社会の不平等や資本家による搾取《さくしゅ》、それに対する共産党員や労農運動活動家の闘争を描いた作品を通じて、読者を啓蒙しようというものだった。

こうして多喜二は、オホーツク海で操業する蟹工船の苛酷な労働、資本家と海軍との癒着、その中で闘争に起ち上がる労働者の姿を描いた中編小説を、雑誌『戦旗』の一九二九年五月、六月号に発表した。

反響は大きく、八月には「読売新聞」紙上において、複数の作家や文芸評論家から「今年上半期の最高傑作」であると絶賛されたほどである。プロレタリア文学の枠を超え、文学作品としても高く評価されたのだった。

ところが、単行本が発売されるや、『戦旗』六月号ともども発禁処分となる。


毎年の例で、漁期が終りそうになると、蟹缶詰の「献上品」を作ることになっていた。然し「乱暴にも」何時でも、別に斎戒沐浴して作るわけでもなかった。その度に、漁夫達は監督はひどい事をするものだ、と思ってきた。——だが、今度は異ってしまっていた。

「俺達の本当の血と肉を搾り上げて作るものだ。フン、さぞうめえこったろ。食ってしまってから、腹痛でも起こさねえばいゝさ」

「石ころでも入れておけ！　——かまうもんか！」

（新潮文庫版・一三五頁。送り仮名などは原文のまま）

……この描写が、不敬罪に当たるとされたのであった。

戦前の刑法では、第七三条から第七六条まで、「皇室に対する罪」を定めており、天皇・皇后・皇太子に危害を加えた（未遂も含む）者は死刑、その他の皇族に危害を加えた者（同）は死刑又は無期などと厳罰を定めていた。

危害を加えるところまでいかなくとも、「不敬の行為ある者」は、二ヵ月以上四年以下の懲役刑に処すると規定されていた（第七六条）。このため、俗に不敬罪と呼ばれる。

本来、刑を科すには弁護人付きでの裁判を経なければならないのだが、当時の法体系のもとでは、皇室の権威を守ることは言論の自由に優先されていたので、当局が、「ご皇室に献上する缶詰に、石ころでも入れておけ、とはなにごとか。不敬である」と判断したならば、即座に発行・発売を禁止することができた。出版物を検閲する制度もあり、年々厳しくなった。この物語はフィクションです、では通らなかったのだ。

現在の日本国憲法では第二一条に、

「集会、結社及び言論、出版その他一切の表現の自由は、これを保障する」
とあり、同第二項において、
「検閲は、これをしてはならない。通信の秘密は、これを侵してはならない」
と定められている。また、皇室に対する罪・不敬罪は、天皇を象徴と定めた日本国憲法との整合性がないとして、一九四七年に削除されている。

ともあれこの件で、多喜二は警察から要注意人物としてマークされ、拓銀も解雇される羽目となってしまった。

やむなく版元の戦旗社では、一般の書店を通さず、密かに販売を続けるという手段をとったが、それでも当時としては記録的な三万五〇〇〇部以上を売り上げたという。

その後、一九三〇年六月に、共産党組織に対する資金提供の容疑で逮捕・起訴され、七月に不敬罪で追起訴されている。さらに八月には治安維持法で起訴され、翌三一年一月に保釈されるまで、およそ半年間、獄中にあった。

これまた今の感覚では、共産党に資金を提供しただけで逮捕されるとか、治安維持法とか聞かされても、その実態は想像することさえ難しい。

この背景には、一九一七（大正六）年にロシア革命が成功したことにより、各国の貧しい労働者の間に、共産主義革命を待望する気運が生じてきたことと関係がある。特に、社会の矛盾に対して敏感な、学生など若いインテリ層の中からは、マルクス主義に傾倒し、社会変革を目指そうと考える者が多数現れてきたのであった。

当時の日本の為政者たちは、この事態に対して、恐怖にも似た警戒心を抱いていた。そして、共産党を非合法化した。党員であることがばれた場合はもとより、党員であることを知りながら家に泊めた場合（かくまったことになる）、さらには資金提供なども刑事罰の対象とされるようになったのである。共産党員はじめ思想犯を専門に取り締まる、特別高等警察（特高）まで組織されていた。

保釈後、多喜二は警察の追及を逃れるべく、地下に潜って活動するようになる。偽名を使い、変装して共産党の活動を続けることを、地下に潜るとか潜行すると言っていた。この体験を基にして書かれたのが、『蟹工船』と一緒に新潮文庫に収められている『党生活者』である。

しかし、一九三三（昭和八）年二月二〇日、多喜二は再び逮捕されてしまう。共産党組織に潜入していた特高のスパイが、待ち合わせ場所を通報していたのであった。

築地警察署に連行された多喜二は、そこで三名の特高刑事により、全裸にされてステッキで殴られるなどの拷問を受けた。留置場に放り込まれた時には、すでに意識不明に近い状態で、看守の通報により病院に搬送されたものの、直後に死亡が確認された。享年二九歳。遺体は全身アザだらけで、首には紐で絞められた痕跡まであるとされるが、警察による発表は、あろうことか「心臓麻痺」であった。

三月一五日には、築地小劇場において「労農葬」が営まれたが、参列者の多くが警察に連行されたという。

小林多喜二の場合、有名な作家であったことと、拷問の結果、死に至ったケースであるため、社会的な反響も大きく、今に語り継がれているわけだが、実は特高警察による拷問そのものは、少しも珍しいことではなかった。戦前の日本は、近代国家と呼ぶに値しない体制だったのである。

逆に言えば、ソ連の脅威と相まって、国内の共産主義・社会主義勢力は、権力側からそこまで恐れられていた。共産主義と社会主義の違いについて、ここで詳述する紙数はないが、日本の例に即してごく簡単に述べておくと、ソ連の指導と援助を受けていた共産党組織に対して、ソ連とは距離を置くマルクス主義者もいた、ということである。

実は厚生省という役所の名称も、このことと無関係ではない。

同省が内務省の衛生局と社会局を独立させる形で作られたことはすでに述べたが、名称に関する当初案は、ふたつの局に由来し、かつヨーロッパ諸国で一般的な「社会保険省」というものであった。ところが、

「社会という名称を冠した役所など、社会主義的政策を連想させる」

といった反対意見が出て、結局、厚生省に落ち着くことになった。二〇〇一年の省庁再編によって労働省と統合したため、現在は厚生労働省となっている。

実際に、内務省社会局の役人が、年金がらみの用件で陸軍のある部隊を訪ねたところ、連隊長が、

「社会局と言うからには、おおかた社会主義と関係ある手合いだろう。そんな不穏当な人間と面会するわけにいかぬ」

などと言い出して、危うく門前払いを食らいそうになった、という話がある。こんな「おバカさん」でも幹部になれるような軍隊では、近代戦で勝てるわけがないが、その話はさておき——。

共産党や社会主義団体の関係者だけではなく、国家総動員体制に少しでも非協力的な者

は、「非国民」と呼ばれることとなった。

一九三八（昭和一三）年四月に公布された国家総動員法についてはすでに述べたが、当初は、ひどく評判が悪かった。現在の若い読者でも、「代用品時代」のくだりを読んだならば、当然のことだと思うであろう。

統制は物質面のみならず精神面にも及んだ。たとえば、この法律の公布に先駆けて、「国民精神総動員週間」なる官制の運動が行われた。具体的には、各地の盛り場（都内では銀座、新宿、浅草など）で、警察による不良学生狩りが記録されている。

不良学生と言っても、昼間から映画館、喫茶店、雀荘などにたむろしていただけの話であった。それで警察に連行され、調書を取られた上で、

「戦地で、命がけで戦っている軍人さんたちに、申し訳ないとは思わぬのか」

などと説教されたのである。

これも初めのうちこそ、抗議集会が開かれたり、文部省（当時）も警察の行き過ぎを懸念する談話を発表するなどしていたが、やがて世論は圧倒的に警察支持に傾斜する。国民生活が苦しくなってきた時期に、エリート面《づら》して青春を謳歌していた大学生への反感もあったとされるが、「国民精神」を大々的に煽ったマスコミの責任も見逃せない。

やがて、ナチス・ドイツが青少年に奨励した勤労奉仕を真似て、中学生以上の学生を夏休み前の一時期、公共工事などに動員するようになった。ついにはこれが、授業などそっちのけで軍需工場に駆り出される勤労動員になっていくのである。

落語家や今で言うお笑い芸人なども、「国民精神」総動員の一翼を担った。やはり一九三八年の話だが、朝日新聞社と吉本興業の共同事業（！）として、主に傷病兵を慰問するために、多数の芸人が中国大陸の前線に派遣された。「笑わし隊」である。

この名称自体、海軍航空隊の愛称だった「荒鷲隊」をもじったものだが、今風の考え方でパロディととらえてはいけない。当時は、どのような職業の者でも、なんらかの形で戦意高揚＝国民精神総動員に協力すべきだと、大真面目に考えられていたのである。

こうしてついには、直接的に戦争反対を主張したわけでもないのに、「非国民」と呼ばれてしまうような世相となった。

真珠湾攻撃によって対英米戦争が開始されたわけだが（一九四一年暮れ）、山口県の岩国に、連合軍捕虜を収容する施設が作られた。

この収容所へと連行されて行く連合軍捕虜たちを見て、沿道にいた一人の婦人が、

「おかわいそうに……」

とつぶやいた。

ただそれだけのことで、この婦人は憲兵隊に呼び出され、さんざ叱られた挙げ句、「非国民」のレッテルを貼られてイジメにあったという。

この話は、複数の戦争体験者の手記に書かれていて、当時、それも軍隊の内部でさえ、ひどい時代になったものだ、と受け取られていたらしい。が、そのように考える人たちが増えはじめた時には、国は勝ち目のない戦争に突入してしまっていた。

時すでに遅し、では済まされない話だったのである。

「ジャパニーズ・パラドックス」

ここまでのところで、「国を挙げて……」「国民一丸となって……」といった掛け声に安易に踊らされると、大体ろくなことにならない、ということはご理解いただけたかと思う。それは、歴史が教えるところなのである。

昨今の「健康ブーム」も、明らかに国が主導しているものなので、「国民としては」むしろ警戒すべきだろう。また、批判精神を失ったマスコミによる「煽り」にも、注意しなければならない。

たとえば、前章で取り上げたメタボと並んで、生活習慣病の元凶として槍玉に挙げられたのがタバコ＝喫煙の習慣である。

なにしろ「健康日本21」においては、当初二〇一〇年までに達成すべき行動目標数値として、以下のような項目が掲げられ、喫煙という習慣の是正が謳われていた。

一、健康への影響について一〇〇パーセントの認知
二、未成年者の喫煙率ゼロ
三、公共の場、職場における分煙一〇〇パーセント
四、分煙知識の認知一〇〇パーセント
五、禁煙支援プログラム提供市区町村一〇〇パーセント

他の項目、たとえば飲酒に関する行動目標数値が、上限を日本酒換算で一日一合（一八〇ミリリットル）といったように、ある程度の幅を持たせたものであったのに対して、喫煙については一日あたりの上限本数など示さず、すべてをゼロか一〇〇パーセントかで割り切った上で、喫煙人口を半減させるとしているのである。

ところが、実際に公表された「健康日本21」には、喫煙率半減が謳われただけで、右の行動数値目標は政府によって削除されてしまった。

この「転進」については、タバコによる税収を管轄する財務省や、タバコ農家を抱える農林水産省および族議員からの圧力があったのであろうことは、想像に難くない。しかし、厚生労働省の側に、「国民にタバコを吸わせるべきではない」と言い得るだけの根拠がちゃんとあれば、こうもあっさり削除することはなかったのではないだろうか。

タバコが健康に悪いことなど自明ではないか、と言われるかも知れない。喫煙者の多くが、「体に悪い」ことは自覚しつつも、「やめることができない」状態であることも事実だろう。

しかしながら、喫煙と生活習慣病との因果関係を医学的に証明することは、未だにできていない。今後もおそらくできないだろう。

たとえば、酒を飲み過ぎて肝硬変になる人は結構多い。

この場合、肝硬変の原因は酒に含まれるなんらかの因子であろうことは、容易に想像がつくのだが、毎晩の晩酌を欠かさず、健康を損なうことなく普通に生活している人も多いわけだから、予防処置として医者の口から言えるのは「飲み過ぎるな」というところまでである。逆に見れば、飲酒という行為には「害にならない適量」が存在することを、医学も認めていることになる。

そして、その適量には個人差があるわけだから、まさにこの部分で「自己責任による判断」が求められるはずだ。それを、一日あたり日本酒一合を上限とする、といったようにお上が決めてしまうところに、「健康日本21」の胡散臭さがあるのだと言える。

治療という側面から見ても、飲み過ぎて肝臓を悪くした人に禁酒を命じるのは当然だとしても、どうしてその人（患者）が酒を飲み過ぎたのか、という点まで解明できなければ、本当の意味での完治には至らない。

もしかしたらその人は、会社の人間関係によってもたらされたストレスのせいで、酒の量が増えてしまったのかも知れない。もしそうであったとしたら、本当の原因はストレスだということになるわけで、そのストレスをもたらした職場環境を改善すること以外に、根本的な治療などあり得ないことになる。が、ここまで来ると、もはや医学の領域ではない。

そもそも生活習慣病の最大の原因とは、人智をもってしてはどうすることもできない

「老い」であるわけで、従来の医学のような、病気を引き起こす因子（病原菌）を特定すれば治療法も発見できる、という考え方は通用しないのである。

タバコについても同じことが言えるわけで、発ガン性物質の問題や、心筋梗塞、肺気腫、脳卒中などを引き起こす「危険性」が指摘されているが、しかしそれならば、我々現代人の日常生活には、食品添加物をはじめ、自動車の排気ガスや住宅に使われている新建材、除草剤や農薬の自然吸飲など、タバコ以上の危険因子がごろごろある。

そうした現実の中で生活していかねばならない以上、タバコだけを槍玉に挙げたところで、生活習慣病の根本的解決とはほど遠いと言わざるを得ない。事実、タバコ規制の行き過ぎをこころよく思わない財務省や農林水産省から、

「どうしてタバコについてだけ、ゼロか一〇〇パーセントかといった極端な行動目標数値になるのか」

と問いただされて、厚生労働省には返す言葉がなかったのである。

厚生労働省のホームページを見ても、喫煙が前述のような生活習慣病の原因であるとは書いていない。リスクが高まると書いてあるだけである。

それは当然のことで、タバコを吸わなくても肺ガンになる人はいるし、ヘビースモーカ

ーでも、世界最長寿としてギネスブックに登録された泉重千代さんのように、一二〇歳まで生きるような人がいる。

日本は今や世界一の長寿国であり、それゆえ少子高齢化社会の問題に直面しているわけだが、一九六五年には、成人男性の実に八二・三パーセントが喫煙者であった。女性の喫煙率も、全世代の平均で一五・七パーセント、五〇歳代では二三パーセントに達していた。その後、漸減傾向にはあったものの、男性の場合、一九六〇年代を通じて八〇パーセント前後で推移し、初めて七〇パーセントを下回ったのは一九八三年のことである。

と言うことは、現在では高齢者と呼ばれる人たちの大半が、少なくとも過去には喫煙者であったことになる。本当にタバコが体に悪いのだとすれば、このデータとは矛盾する。日本人はタバコを吸っても長生きできることは「統計上明らか」なのだから。

実際このことは「ジャパニーズ・パラドックス」と呼ばれて、世界中の禁煙推進派の頭を悩ませているのである。

本当のところ、このパラドックスは日本だけのものではない。洋の東西を問わず、ヘビースモーカーでありながら長命だった人は多い。軍人の喫煙率が高く、また、プロのスポーツ選手の中に喫煙者が結構いることから考えても、「間違いなく体に悪い」とまで言い切れるかは疑問だ。

栄養源でないことはたしかであるにしても、酒類と同様、個人差の大きい「適正な喫煙量」が存在する可能性は否定できないのである。


そもそも人類は、三〇〇〇年以上もタバコと付きあってきた。

紀元前九〇〇年代以前から、現在のメキシコを中心とする中米一帯で栄えていたマヤ文明の遺跡からは、喫煙の習慣を示唆する壁画や遺物が多数発見されている。

わが国の護摩焚きを例に引くまでもなく、火を燃やすことで生じる煙や火の粉に魔よけの効果があるとする信仰や風習は、世界各地に見られるそうだ。ある種の木の葉を乾燥させ、燃やした煙を吸い込むとリラックス効果が得られることを、誰かが偶然発見したとしても不思議はない。

その後、喫煙の習慣は北米大陸の、いわゆるアメリカ先住民の間にも伝播し、一四九二年、コロンブスによる新大陸発見にともなって、ヨーロッパに持ち込まれた。

わが国には、一五四三年、種子島に漂着したポルトガル船によって、鉄砲と同時に伝えられた……という話が広く信じられているが、本当はもう少し前から、東南アジア経由で伝わっていたらしい。右のような俗説が広まったのは、タバコという単語がポルトガル語由来だからだろう。

江戸時代になると、身分を問わず喫煙の習慣が普及し、また、稲作に適さない土地でも栽培できることから、主に西日本で（寒冷地での栽培には適さない）作付けが奨励された。

その一方で、『養生訓』で有名な貝原益軒（一六三〇－一七一四）などは、旨味も栄養もないとの理由で「百害あって一利なし」とタバコを非難している。

タバコの歴史を詳しく紹介したり、喫煙にまつわる面白いエピソードを列挙していくと、それだけで本が一冊書けそうだが、ここではっきりさせておきたいのは、タバコは体に悪いという考え方は、昔から広まっていたわけではない、ということだ。

ヨーロッパでは、喫煙の習慣が広まるとともに、国王や各地の領主が禁煙を布告する例も見受けられるようになった。英国王ジェームズ一世の禁煙令（一六〇四年）や、ロシアのミハイル・ロマノフ皇帝が、正教会からの突き上げによって布告した禁煙令（一六三三年）などが特に有名である。わが国でも、安土桃山時代から江戸時代にかけて、幾度か喫煙やタバコ栽培を規制する動きがあった。

ただしこれは、庶民が怠惰と浪費（キセルやタバコ入れの豪華さを競う風潮など）に走ることを権力者が嫌ったり、穀物が栽培できる土地でのタバコ栽培を無駄と見なしたことによるもので、健康問題ではなかった。

その後、各国で専売制が確立されて、タバコが国家の貴重な税収源になると、健康問題どころか、今で言う精神安定剤の役割を果たすものとして、タバコの効用が強調されたりした。第一次世界大戦中には、キリスト教系のボランティア団体が、

「戦地の兵士にタバコを送ろう」

という慰問キャンペーンを大々的に行ったほどである。

子供の喫煙に関してはいささか事情が異なり、かなり昔から規制されていたが、これもまた健康問題よりは、嗜好品であり贅沢品でもあったタバコは、大人になってから楽しむべきだ、といった教育的発想によるものであった。わが国でも一九〇〇（明治三三）年三月に、未成年者喫煙禁止法が公布されており、この法律は現在も有効である。

しかし、そうであるとすると、別の疑問を抱く読者も多いのではないだろうか。厚生労働省は一体なにを根拠に、喫煙のリスクを説き続けているのか、と。

疫学的データの危うさ

実は、タバコの害は医学的には完全に証明されていないが、疫学的には明白だと主張する人たちがいる。

疫学というのは一種の統計学で、もともとは伝染病対策の予防医学として確立されてきたものだ。

伝染病の場合、個々の患者を治療するだけでは不十分で、その病気の流行を食い止めるためには、患者の生活を把握し、誰かと接触して病気を感染させていないかを調査する必要がある。さらに、同じ地域に居住していながら、病気にかかる人とかからない人とがいた場合、両者の生活にどういった違いがあるのか、といったデータを収集する。

これらの統計資料から、感染源や感染ルートを割り出し、危険因子の特定に至ることができれば、次の感染を予防することに大いに役立つ。このように「集団としての病気」を観察するのが疫学で、伝染病予防に多大な貢献をしてきた。

第二次世界大戦後には、伝染病にとどまらず慢性病や生活習慣病の対策にも用いられるようになり、さらには医学の枠をも超えて、自殺防止や、プロファイリングと呼ばれる最新の犯罪捜査手法にも利用されている。

タバコに関する疫学的研究は、結構昔からなされていたが、本格的な研究は、一九五四年に米国で実施された大規模調査から始まったとされる。このデータ・統計を基に、米国厚生教育省は、一九六四年一月一一日の報告書で、喫煙が肺ガンや気管支炎の発病に影響を与えているとの公式見解を発表した。

日本でタバコ規制に向けた取り組みが始まったのも、右の「報告書」が発表されて以来のことである。当時の厚生省は、「児童の喫煙禁止に関する啓発指導の強化について」（同〔昭和三九〕年一月二五日付）、「喫煙の健康に及ぼす害について」（二月六日付）と、立て続けにガイドラインを発表した。

さらに、翌一九六五年には、有識者を集めた諮問機関「喫煙と健康に関する委員会」を発足させ、禁煙推進に本格的に取り組む姿勢を示したのである。

しかし、当初の意気込みとは裏腹に、この委員会による報告書が一応まとまるのは、それから二二年も経った一九八七年のこととなった。しかも、健康に与える影響を強調する一方では精神的な効用も認めるなど、よく言えば両論併記、はっきり言えば長い時間をかけて議論した意味など認められないしろものだった。

なぜそんなことになったのかと言うと、そもそも疫学的調査の結果示されたデータが、どこまで信用の置けるものであったのか、委員会が自信を持って判断を下すことができなかったのだ。

裁判でも反対尋問や裁判所独自の証拠調べが不可欠であるように、ある調査結果が本当に信頼するに足るものかどうかは、調査方法や対象、反証調査など、客観的かつ多角的に精査した上でなければ判断できないものなのである。

この点、前出の米国厚生教育省の報告書が発表された際、当時の厚生省は一ヵ月と間を置かずにふたつのガイドラインをまとめ、発表した。米国側のデータの検証に充てた時間は、なんと一日だけ（一九六四年一月二七日の専門家会議）であった。これでは、英語で書かれた報告書にはマチガイなどあり得ないとでも信じ込んでいたか、あるいは、初めに結論ありきの「検証作業」であったと言われても仕方ないであろう。

疫学調査の難しさはまさにこの問題なのであって、正しく活用されれば伝染病対策のように素晴らしい成果を挙げることもできるが、調査が恣意的なものであったりすると、単なる「煽り」になってしまい、深刻な社会的影響を及ぼす。

実は、厚生省が一連の禁煙キャンペーンに乗り出す際に依拠してきたとされる、故・平山雄博士（元国立がんセンター所長）の疫学調査の方こそ「煽り」そのものであった。

タバコの害について、一〇年の時間を費やし、二六万人を対象に調査したとの触れ込みだったが、なぜか平山博士はその基礎データの開示を拒み続けたのである。公表されるのは、調査結果から博士が読み取ったとされる数値のみで、

「脳卒中の危険性が喫煙者は一・七倍高まる」

「肺ガンリスクは二倍から四倍にもなる」

……といった、結論のみを言い張る姿勢に終始したという。これではまともな議論などできない。

さらに、時間の経過とともに明らかになってきたのは、二六万人という調査対象にしても実は延べ人数で、二万六〇〇〇人ほどの人を一〇年間調査したので二六万人と言っていたに過ぎないこと、さらにはその実数も、対象者の選別基準もあいまいで、きわめて恣意的なものであることだった。これでは平山博士が基礎データの開示を拒み続けたのも当然というもので、今ではこの「平山調査」は、学術的に価値のないものだと見なされている。

ところが、世の中はそうは受け取らない。公表されたショッキングな数値だけが、マスコミを通じてひとり歩きしてしまい、「タバコの害」は多くの国民の意識の中にすり込ま

れた。

故人に対して、あまりきつい言葉で批判をしたくはないが、平山博士の意図は、初めからマスコミを利用しての売名にあったのではないか、との疑念を抱かざるを得ない。少なくとも彼が禁煙ブームの仕掛け人として、名声と社会的地位を手に入れたことは事実である。

もともとこの人は、学術論文をほとんど書いておらず（『ガンにならない食生活』といった類の本ならば、二〇冊ほど出版している）、タバコ問題についても、学会で発表する前にマスコミに情報を流すという手法を多用した。マスコミはその情報に飛びつき、

「新たにタバコの害が証明された」

などという報道をするが、実はそのデータは、学術的に検証されたものでもなんでもなく、後日否定されたとしても、一般の人がそれを知ることはまずない。マスコミが欲しがるのはセンセーショナルな情報であって、学術的な論議ではないからである。

その典型的な例が、平山博士がタバコ問題について書いた、ほぼ唯一の学術論文だろう。いわゆる受動喫煙に関するものだが、これは一九八一年に『British Medical Journal』二八二号に掲載された。くだんの「平山調査」に基づいて、夫が喫煙者である場合の妻の

発ガン率などを取り上げ、受動喫煙の危険性について報告したものだ。掲載誌はタイトルでお分かりのように、英国の学会誌である。

この論文が掲載された翌号には、英国とドイツの複数の学者から、反論やデータの信憑性についての疑問が寄せられた。これに対して平山博士は、同誌になんの回答も寄せていない。にもかかわらず、国内においては、

「英国の学会誌が、受動喫煙について取り上げている」

との情報をマスコミに流し、念の入ったことに、自分の論文に対する反響の大きさまでもアピールした。本当は反論続出だったわけだが、大きな反響があったことには違いない、というのであろうか。

こうして平山博士は、一九八七年に厚生省が発行した、いわゆるタバコ白書（「喫煙と健康問題についての報告書」――前出の、一九六五年に発足した諮問委員会の答申）で受動喫煙問題を取り上げさせ、タバコ問題の権威としての地位を確立した。実になんとも、学者にしておくのは惜しいような政治力の持ち主だったようである。

ちなみに受動喫煙については、平山博士以外に、米国の研究者が同様の論文を発表したりもしているが、これも学会では批判にさらされ、否定されている。さらに、WHO（世

界保健機関）の下部組織である国際ガン研究所は、その隔年報告書（一九九六―九七年版）において、ＥＴＳ（環境中タバコ煙）による明確な健康被害は認めがたいとする、フランスのリヨン研究所がまとめた疫学調査結果を掲載している。もちろんこれとても、将来は否定されるかも知れない。しかしながら現時点では、

「タバコは自分の体に悪いだけでなく、他人にも害を及ぼす」

という通念が、学術的に証明されていないことは事実なのだ。

疫学調査が正しく活用されるためには、調査自体ももちろんだが、それ以上に緻密な検証作業が不可欠である。米国厚生教育省の報告書が、最初の疫学調査からおよそ一〇年の歳月を経た後に発表されたことを見ていただきたい。

にもかかわらず、タバコの害に関する研究については、まともな研究とは呼べない作業がなんら検証されないまま、

「有害であることが確認された」

といった報道が繰り返されてきた。

前出の平山調査ばかりではない。検体のマウスを密閉した容器に入れた上で、自然の状

態では到底あり得ないような量のタバコの煙を六〇〇日間浴びせ続けたところ、数匹のマウスに腺《せん》ガンの初期症状が見られた（一九六八年、日本）だとか、ビーグル犬二四頭の気管を切開して、フィルターのないタバコを二年間、強制的に吸わせたところ、二頭に微小な扁平上皮《へんぺいじょうひ》ガンの兆候が見られた（一九七〇年、米国）などという例がある。この二例の「実験結果」はどちらも、当時の厚生省がまとめたタバコ白書に掲載されたものだ。

こんな、素人目にも無茶な実験をしたり、その実験結果を得々と公表した人たちに聞いてみたいのだが、彼らは、ナメクジに塩をかけてみた経験がないのだろうか。塩分・糖分はじめ普通の飲食物でも、度を超えて摂取すれば身体に異常・変調をきたし、時と場合で生命の危機さえも誘発しかねないことは、科学知識以前の常識ではないのか。

喫煙者に禁煙を促すことで健康被害を食い止めようというのであれば、なによりもまず、積極的な情報開示に努めなければならないはずである。公正な判断材料のないところで「喫煙は悪」という結論だけを押しつけるような態度では、なんの解決にもならない。

社会コスト論の危うさ

ここではっきりさせておきたいのだが、本書では喫煙を推奨するつもりは毛頭ない。むしろ、公共の場における禁煙は積極的に推進すべきだと考えている。

喫煙という行為は、吸いたくない人にまでタバコの煙を吸わせてしまうものである上に、世の中には喘息や慢性気管支炎といった持病を抱えている人たちもいる。こうした人たちにとって、タバコの煙は単なる好き嫌いの問題ではない。

さらに言えば、昨今の禁煙運動の高まりは、明らかに世論に支持されたもので、喫煙者にとっては「自業自得」であったという側面も否定できないだろう。路上や駅のホームでタバコの煙をまき散らし、吸い殻をポイ捨てするような人たちがいるから、タバコそのものが敵視されるような土壌が形成されたのだ。

とは言うものの、現在のわが国における、メタボや喫煙を取り巻く言論状況は、明らかに異常である。根拠がきわめて疑わしい「データ」がひとり歩きし、肥満体型の人や喫煙者を、それこそ非国民扱いするような「煽り」が横行している。

その典型的な例が、喫煙によって国や地方自治体が経済的損失を被っているとする「社会コスト論」だろう。

すでに述べたように、過去のわが国においては喫煙率が高く、タバコは四兆円産業と称された時代もあった。昨今、タバコ離れが進んだせいで、JT（日本たばこ産業）の二〇〇八年度三月期単独売上高は二兆三〇二七億円となっている。

ＪＴはご承知のように、専売公社が民営化されて生まれた企業で、本体売上高の対象商品とはタバコと塩である。清涼飲料や冷凍食品など関連事業を含めた連結売上高は六兆円を超えているので、今やタバコの販売が本業とは言えない状況になっている。

ただ、このことを逆に見れば、喫煙者が減った現在でもタバコの売り上げはおよそ二兆円にも達し、その上、もっとも税負担率の高い（約六割）商品であるから、単純計算で一兆二〇〇〇億円ほどの税収源となっているわけだ。

過去にはこの事実が、喫煙者をして、

「自分たちはタバコを買うことを通じて税金を納めているのだから、無闇と禁煙を強要されるのはおかしい」

といった主張をさせる根拠となっていた。

ところが二〇〇二年秋に、医療経済研究機構が、

「喫煙による経済的損失は年間七兆三〇〇〇億円にものぼる」

という研究結果を公表したのである。これでは、たとえタバコで二兆円近い税収があったとしても、差し引き五兆円以上の損失となってしまうわけで、なまじな減税策などより

禁煙にした方が世の中のためだ、ということになる。あるいは、タバコに課す税金をもっと引き上げなければ帳尻が合わない、とか。実際に、右のデータを基礎に、タバコの適正価格は一箱六〇〇円以上であるとの試算も公表された。

そうであるなら、またもや問題の焦点ははっきりしてくる。果たして、喫煙によって社会が負担を強いられるコストが七兆円を超えているなどというデータは、信用できるのだろうか。

まず、NHKがネット配信した記事に基づいて、七兆円の内訳を見てみよう。

喫煙者の医療費	一兆二九〇〇億円
間接喫煙者の医療費	一四六億円
労働力逸失による損害	五兆八〇〇〇億円
火災による損失	二二〇〇億円
合計	七兆三二四六億円

……結論から先に述べると、どうにもこうにも信じがたい数字の羅列である。

まずは火災から検証するが、総務省消防庁の二〇〇三年度の統計を見ると、総出火件数は五万六三二九件で、建物や林野の焼失による損害額は、総額で一四五三億九二七九万円である。また、出火原因の内訳を見ると、タバコ（の不始末）によるとされるものは五三一七件で、全体の九・四パーセントとなっている。ちなみに最多は放火で、疑わしいものを含めると二四・八パーセントを占めている。

お分かりだろうか。タバコが原因の火災で年間二二〇〇億円の損失が生じているなどというのは、どう考えてもゼロがひとつ多いのだ。まさか誤植ではあるまい。

次に、喫煙者および間接喫煙者の医療費についてだが、なにをもって「喫煙者の医療費」と規定したのかが不明確である。

日本では年間三三兆円ほどの医療費が使われており、一方、喫煙者はこのデータが公表された二〇〇二年の時点で、男性四九・一パーセント、女性一四パーセント（JT調べ）であった。全体では三〇パーセント弱だろう。

つまり、喫煙者が非喫煙者より余計に医療費を使っている、という数値であると考えるには、統計学的に無理がある。当の医療経済研究機構のホームページには、「疫学データ、医療費データ等を活用し、超過医療費コストをはじめとした喫煙によるコストの推計を実施した」

とあった。つまりこの数字は、肺ガンやいわゆる生活習慣病の治療を受けた患者が喫煙者であった場合、間違いなく喫煙が原因だと決めつけた上で算出した、としか思えない。しかも、あくまで推計なのだ。

仮にこの数値が正しいとしても、わが国では医療費の国庫負担はせいぜい二五パーセント=約八兆円であるから、喫煙者が納税額以上の負担を国に強いているという議論は、きわめて怪しいものである。

そして最後に、金額的にも最大の「労働力逸失」だが、これはもはや噴飯ものだという他はない。

喫煙者は勤務中にもタバコを吸うので、その間、仕事の手が止まる。喫煙の結果体調を崩せば、医療費を別にしても仕事上のロスが生じる。しかも最近はオフィスの分煙化が進んでいるので、喫煙所まで往復する時間のロスが生じる……どこまで積み上げれば、五兆八〇〇〇億円という金額に達するのだろう。喫煙所を新たに作ったり維持するコストが算入されているかどうかまでは分からないが、ともあれこれは、仕事の能率というものを無視した暴論なのである。

非喫煙者にせよ、一日中仕事に没頭しているかと言われれば、それは少し違うだろう。タバコを吸う吸わないは別として、本当に能率的に仕事を進めるためには「ちょっと一服」という時間帯がむしろ必要なのだ。

工場の流れ作業などの場合は、決められた休憩時間以外にはラインを離れることは許されないので、ここでタバコによる労働力の逸失などは生じない。休憩時間にトイレに行こうが喫煙所に行こうが、働く者がそこまでとやかく言われる筋合いはあるまい。

要するに、交通渋滞や迷惑メール等によって生じる労働力の逸失とは、問題の質が違うのであって、これこそまさに、タバコを悪者にするための、初めに結論ありきの議論だと断言できる。

社会コスト論のよくない点は、このように、インチキな議論がなされているだけにとどまらない。喫煙者が社会に損害を与えている、という議論の原点が、すでに危険なのだ。

これを認めてしまったならば、もはや働くことなく医療費や年金を使っている高齢者はどうなのか、あるいは、なんらかの事情で公共の福祉の世話にならなければ生きていけない人はどうなのか、といった方向に、容易にエスカレートしかねない。これは、国策に従わない人間を「非国民」と呼んだ発想とまったく同じである。

繰り返し述べるが、タバコは、吸わない人には迷惑極まりないしろものであり、道路を含めた公共の場所での禁煙推進、あるいは職場での分煙の徹底は正しい。とどのつまり、タバコの煙を吸い込みたくない人が吸わなくて済む環境を作るという話ならば、なにも問題はない。

ところが昨今の禁煙運動は、「嫌煙権」「分煙」を通り越して、タバコそのものを敵視し、追放しようという動きになってきている。これについては、一九七〇年代以降の禁煙運動の流れをざっと見ておく必要があるだろう。

もともとタバコによる健康被害が問題視されるようになったのは、前項で述べた通り一九六四年に、米国厚生教育省による報告書が発表されて以降のことだ。WHOが、この報告書に基づいて、各国政府に対し、タバコの危険性についての周知徹底を求めた。以降、各国でタバコのパッケージに「警告文」が印刷されるようになっていくのである。日本でも一九七二年から「健康のため吸い過ぎに注意しましょう」といった文言が印刷されるようになった。

しかし、WHOの意気込みとは裏腹に、一九七〇年代を通じて、日本を含む先進国の喫煙率は漸減傾向を見せたものの、発展途上国では逆に増大し、世界レベルでのタバコ離れは進まなかった。この事態にいらだったWHOでは、禁煙を単なるキャンペーンとしてではなく、各国政府と連携し、政策として具現化しようという方向に傾いていく。

一九八八年、WHOは毎年五月三一日を「世界禁煙デー」とすることを決定し、各国にその履行と、喫煙による健康被害についてのより徹底した啓蒙を求めた。さらに、タバコを販売している企業に狙いを定め、各国政府に対して、価格の見直し（大幅値上げ）や販売手法の見直し（TVコマーシャルの禁止など）といった政策案を、矢継ぎ早に提案するようになったのである。

わが国もこの動きに反応し、タバコのパッケージに印刷される「警告文」ひとつとっても、

「喫煙は、あなたにとって肺ガンの原因のひとつとなります」
「妊娠中の喫煙は、胎児の発育障害や早産の原因のひとつとなります」

など、複数のパターンとなり、文面自体も「吸い過ぎ」に対する警告から、喫煙自体がきわめて危険であることを示唆するようになってきた。

そして一九九八年に、またしても大きな転機が訪れた。ノルウェー元首相で医師でもある、グロ・ハレム・ブルンプラント女史がWHO事務局長に就任したのだ。かねてから、

「タバコは人殺しである」

との持論を展開していた彼女のもとで、WHOはINGCAT（反タバコ国際非政府組織連盟＝禁煙運動を展開している民間諸団体）と連携し、各国政府に圧力をかけていく戦略をとったのである。

もはや嫌煙権とか健康問題の次元を超え、政治闘争になってしまったのだった。

実は、WHOのブルンプラント事務局長とは、ノルウェー首相時代に、劣生種の排除を目的とした産児制限政策をとった政治家である。この発想、行為がナチスと酷似していることは言うまでもない。医学や疫学を無視して、政治闘争として推進されるWHOの禁煙キャンペーンの背景に、こうした思想的背景があることは、見逃してはならない。「禁煙ファシズム」という言葉は、単なる比喩ではないのだ。

タバコをやめない人を「非国民」と呼ぶような社会で暮らしたくないのであれば、我々はもう少し冷静になる必要があるだろう。

第四章　昔財閥、今官僚

戦争ビジネスと戦後処理

今さら言うまでもないことだが、戦争にはカネがかかる。

第二章で、軍事予算を優先させた結果、一九四〇年の東京オリンピック開催が見送られたと述べた。当時の国民は、今の感覚では信じられないような窮乏を強いられ、塗炭《とたん》の苦しみを味わったのだ。

しかし、見方を変えたなら、それだけのカネが誰かに対して国庫から支払われたということにもなる。

小佐野賢治という男がいた。

ある年代以上の読者は、一九七六年二月に表面化し、田中角栄、元首相の逮捕にまで至ったロッキード（疑獄）事件をご記憶であろう。この事件で、田中の盟友であった小佐野も追及されることとなったわけだが、国会の証人喚問で、

「記憶にございません」

との発言を繰り返し、これが流行語にまでなった。

一九一七（大正六）年、山梨県の貧しい農家に生まれた彼は、高等小学校を卒業するや東京に出て、自動車部品を扱う商店に就職し、やがて自分で部品を扱う会社を作る。真珠湾攻撃により対米戦争が勃発する直前のことで、経済は統制されており、中小企業には原料も資金も回らなくなっていたが、小佐野の会社のように軍と取引がある場合は、話が別であった。

対米戦（アジア太平洋戦争）が本格化するや、国家予算の七〇パーセントから、計算の仕方によっては九〇パーセントもが軍事費に振り向けられていた。計算の仕方というのは、国家総動員法の体制下で、本来は民間用のインフラでも、軍事目的に転用されていたケースが多いからである。

いま少し具体的に述べると、現在は横浜港に係留されて観光名所となっている「氷川丸」は、もともと太平洋航路の豪華客船だったが、戦時中は病院船に転用されていた。さらには、前述の東京オリンピック開催による外国人観光客の急増を当て込んで、より大型の貨客船「橿原丸」「出雲丸」の建造が進められていたが、この二隻は完成目前に徴用され、空母に改造された。そして二隻とも米軍に撃沈されている。

実は日本海軍は、昭和の初め頃から、将来の大戦争に備えて、民間の船会社が大型・高速の貨客船を建造する場合には補助金を出していた。いざという時、空母や補給船に改造して利用するためである。

このような状況だったので、戦時中に支出された国家予算については、どこからどこまでを軍事費と見なすか、線引きがきわめて困難となってしまう。国家総力戦とは、つまりそういうことなのだ。

おまけに、戦時公債が盛んに発行された。要するに国債だが、利子が付くものもあれば、無利子だが抽選で早期に償還されるものなど、様々な種類があり、他に、代金の一部が軍事費に振り向けられる「弾丸切手」なども発売された。

民間の「献納運動」も行われ、昨今のTVのチャリティー番組のように、貯金箱を持参した子供が列を作る光景が盛んに報道されたりもした。戦局が悪化するとともに、献納は事実上の強制となり、「供出」と言われるようになった。金属不足を補うために寺院の鐘まで差し出され、個人所有の貴金属も供出の対象になった。東京・渋谷駅前の「忠犬ハチ公」像まで、一度は溶かされてしまっている。

こうしたことに、異議を唱えることはできなかった。ここまで読まれた方は容易に想像がつくであろうが、協力しない者は「非国民」だったのである。

このように、戦時公債を主たる財源とし、ついには個人資産までもかき集めて、国家予算にも匹敵する金額の「臨時軍事費」が計上されていた。当時は陸軍省と海軍省という官庁があったのだが、両省調達部門の佐官クラス（他の省庁で言えば部長クラス）のハンコさえあれば、巨額の支払いが可能だったのである。しかも、納品を急がせるために前払いまで認められていた。

小佐野はこのシステムを利用し、担当の軍官僚にワイロをばらまいて、トラック一台分の納品に対し、書類上は三台分納品したことにして、代金を受け取ったのである。こうして蓄えた資金でもって、敗戦の年である一九四五年以降、小佐野は熱海ホテル、山中湖ホテル、強羅ホテルなどを次々と買収し、巨額の資産を築いていった。

第一章で述べたように、旧日本軍は補給がひどくお粗末で、多くの兵士が餓死・衰弱死したが、その裏ではこんなことがまかり通っていたのである。

この自動車部品会社を創業した時、小佐野はまだ二三歳であった。

会社を立ち上げる以前に徴兵され、中国戦線に送られたのだが、病気除隊となって帰国している。その病気（結核）だが、診察した軍医は、

「当人苦痛を訴えるも所見なし」

などと診断書に記したという。旧陸軍で、仮病の疑いがある、と述べているに等しい診断書がどうして通用したのか、この点も謎だ。しかも小佐野自身は、子供の頃に川遊びでケガをした古傷を見せびらかしては、「名誉の負傷」だと吹聴していたという。

これはあまりに度しがたいと言うか、極端な例ではあるだろうが、仮病などで徴兵を逃れる行為そのものは、さほど珍しくなかったようである。なにしろ、

「徴兵検査の前日に醤油を一気飲みすると、肺結核と区別のつかない症状が出て不合格となり、軍隊に行かなくて済む」

といった話が、かなり広く信じられていたほどだ。

念のため述べておくと、この話に根拠はない。醤油に含まれる塩分によって、肝機能や腎機能に異常をきたすことは考えられるし、おそらく血圧にも影響するのだろうが、徴兵検査の日だけ都合よく肺結核まがいの症状が出るなどということはあり得ない。

この話を信じて醤油を飲んだ人が、実際にどれくらいいたものか、また、体にどのような影響を及ぼしたのか、詳しいことまでは分かっていない。さらに、カネやコネがあれば徴兵を逃れることなど割合簡単だった、といった証言もいくつか書き残されているが、実

際にどういった手段が用いられたのか、詳細は不明である。

ここではっきりさせておかねばならないことは、

「戦時中、日本国民は心をひとつにして国のために戦った」

などという話は、鵜呑みにしてはいけない、ということだ。国のために……といった言葉を素朴に信じた人たちが、実際に命を落としたり、塗炭の苦しを味わった一方で、巨額の軍事費によって私腹を肥やしたような連中がいた。

さらには、前章で紹介した、小林多喜二を拷問で死に至らしめた「下手人《げしゅにん》」の一人など、戦後は東京・北区の教育委員になっている。公職追放と言って、戦後、日本を占領した連合軍により、戦時中の軍国主義体制を支える立場にあった者は、議会や官僚機構から追放されたのだが、ここでもまた、うまく立ち回った者が少なからずいたのである。

議員など、息子など近親者を代わりに立候補させた例も多い。選挙地盤を世襲し、二世・三世議員が湧いて出る土壌が、こうして出来上がっていった。

軍事費に話を戻すと、小佐野のように露骨なやり方はしないまでも、軍を利用して莫大な利益を得た企業は決して少なくない。特に、三井や三菱など、金融資本（銀行）を中心として、造船や機械工業など軍備と関係の深い企業を傘下に入れていた、いわゆる財閥に流れた資金は、現在の貨幣価値に直すといくらになるのか、見当もつかないほどだ。

およそ二〇〇〇億円との試算があり、戦時の貨幣価値は平均して現在の六〇〇倍ほどとされているので、単純計算で一二〇兆円ほどになるが、戦争の規模を考えると、これでもまだ控えめな数字かと思える。

駆逐艦一隻分の建造費が国家予算の三パーセントに相当した、と前に述べたが、旧日本海軍は一〇〇隻を超す駆逐艦を実戦に投入し、ほとんどが沈没してしまっている。もっとカネのかかる空母・戦艦・巡洋艦もあったわけだから、どうして予算が捻出できたのか、普通に考えれば計算が合わない。

もちろん、資材を統制してかき集め、民間企業への支払いは紙幣をどんどん印刷することで、強引に帳尻を合わせていたのである。

このような、国債の乱発と予算の垂れ流しがどういう結果を招くかは、多くを語る必要もないであろう。敗戦から間もない一九四六（昭和二一）年二月、政府は「新円切り替え」という荒療治を行わざるを得なかった。

預貯金をすべて封鎖し、その時点で流通していた貨幣は三月二日をもって流通停止、さらに給与の支払いや預貯金の引き出しにも制限が設けられた。言うなれば、戦時経済体制下で発行された莫大な通貨を「ご破算」にしてしまうことで、ハイパー・インフレーションの発生を防いだのである。

なにしろ、前年に七五円だった公務員初任給が五四〇円に跳ね上がっており、諸物価はそれ以上の比率で上昇していた。戦前、一ドル＝四円ほどだった日本円の為替レートは、一九五〇（昭和二五）年に独立を回復した時点では、一ドル＝三六〇円になっていた。たしかに新円切り替えを断行しなかったら、想像を絶するような規模の経済混乱が起きていただろう。

敗戦後、旧日本軍の設備や資金はすべて連合軍（戦勝国）に接収されたが、その中には、国民が供出したり占領地から収奪してきた貴金属や金塊などが多数含まれていた。

これが、ＧＨＱ（連合軍総司令部）経済科学局の二代目局長だったマッカート少将らによって極秘裏に換金され、日米の政府関係者を通じて運用されている、という噂が流れた。戦後、いくつもの詐欺事件に登場した「Ｍ資金」である。

実際のところ、こうした資金の実態はなく、前述の貴金属類は、戦後日本の復興支援や、アジア諸国に対する賠償に充当されたらしい。ただ、戦後の冷戦構造の中で、日本を資本主義陣営につなぎ止めるべく、反共メディアの育成や保守政治家に対する秘密援助に、資金の一部が流れたことも確実視されている。こうした不透明なカネの存在が、奇妙な噂を生じさせたに違いない。

とどのつまりは「国家の存亡を賭けた戦争」にも「戦後の民主化」にも、その裏には利権が存在し、甘い汁を吸った連中がいたのである。

「メタボ利権」が存在する

さて、話をメタボ検診に戻そう。

厚生労働省が「メタボ」の基準とした数値は、経験則から言っても、また医療の専門家が見てもおかしなもので、実際に内外からの批判にさらされていることは、第二章で指摘した。

ひとつ付け加えておくと、メタボ検診における「腹囲」についても、「へそ周り」としていることには疑問が残る。なぜなら、男性の場合、胴体の一番太い部分はへそよりも若干上になるわけで、げんに欧米の一般的な基準では、へそ周りで腹囲を計測することはしていない。女性の場合は、骨盤の大きさなどの個人差があるが、いずれにせよ、へそ周りが胴体で一番太いとは限らない。

こうした事情を無視して一定の基準を押しつけること自体、科学的とはとても言えない態度なのである。

そもそも医療費削減という国家的目標を掲げておきながら、なぜ一方では非合理的なメタボ基準を設定して、わざわざ病院通いを強いるような検診を課すのか、納得できない。

この矛盾を理解するためには、メタボ検診における基準値算定までの経緯を知る必要があるだろう。

日本版メタボリックシンドロームの基準値は、日本動脈硬化学会と日本肥満学会の主導で算定されたと言われている。繰り返しになるが、算定の前提として示されたデータは、疫学的な研究方法として信頼するに足りない、との批判が多いわけだ。

一例を挙げれば、茨城県の住民約一〇万人を五年間にわたって追跡調査したところ、その間に亡くなった人の死因については、四四・四パーセントがガンであったのに対し、心筋梗塞は八・二パーセントでしかなかった。虚血性心疾患の患者に関するデータだけを取り上げれば、たしかに増えているように見えるのだが、実はこれは、心臓が弱った高齢者が増えているからに過ぎず、死因として多くなったわけではないのである。

つまりメタボ検診は、たとえ適正な基準値でなされたとしても、日本人の健康改善にどこまで寄与できるのか、はなはだ疑問だと言わざるを得ない。厚生労働省が、どうして内外からの批判を無視して検診を強行したのか、ますます不可解だ。

実は当時、日本動脈硬化学会の理事長だった人物は、二〇〇三年度まで大阪大学医学部第二内科（現 同大学院医学研究科分子制御学内科）の教授を務めており、そこになされた寄付金が二〇〇〇年度から〇五年度までの六年間で八億三八〇八万円にのぼることが分かっている。

そのほとんどが製薬会社からのもので、中でも一億一六〇〇万円とずば抜けて多い寄付金を拠出したのは、日本でもっとも売り上げの多いコレステロール低下剤を製造・販売している会社だった。

この寄付金自体については、一方的に断罪することもできないと思う。

医薬品業界はボーダーレスの世界で、新薬の研究開発が企業存続の生命線である。そして、わが国の新薬研究分野が欧米に対して劣勢なのは、研究体制の不備にこそ問題があるのだとされている。

事実、製薬会社が投じる研究開発費だけを比較した場合、日本のそれと欧米とでは一〇倍以上もの開きがあり、とても太刀打ちできない。そこで、日本の製薬会社としては、大学での研究を資金的にバックアップする形で新薬の開発に挑み、いくつかの特許を取得するという生き残り策を講じているのが実情なのだ。

最近、特許有効期限の切れたジェネリック医薬品の使用を呼びかけるTVコマーシャルを見かける。たしかに値段は安く、一般の処方薬をジェネリック医薬品に切り替えた場合、年間およそ一兆円の医療費削減が可能だとの説は、傾聴に値する。

しかしながら、研究開発費のかからない薬剤がシェアを伸ばすということは、新薬開発を手がける製薬会社の売り上げ減につながり、ただでさえ乏しい研究開発予算をさらに削減せざるを得なくなり、その結果、ますます欧米の製薬会社にシェアを奪われるという悪循環を招く、との指摘にも、耳を傾ける必要があるだろう。

とは言え、前述の大阪大学に対する寄付が、同時期に他大学に対してなされたものと比較して突出していたことと、寄付を受けた側の責任者が、その後「メタボ検診」における総コレステロール値やLDLコレステロール（低比重リポ蛋白に運ばれる、いわゆる悪玉コレステロール）値を算定する責務を担う、日本動脈硬化学会の理事長という役職に就き、欧米に比べてはるかに厳しい算定値を示したという事実は、看過できない。

第二章で紹介した大櫛教授によれば、この算定値を鵜呑みにすれば、日本の成人女性の過半数は「高脂血症」とされてしまうが、欧米の一般的な基準で算定し直せば、その数は一〇分の一になるという。と言うことは、コレステロール低下剤を必要とする女性の数も一〇分の一になると考えてよい。

もう、お分かりだろう。メタボ検診の基準値が算定された背景には、相変わらずの政・官・学の癒着の構造が見え隠れするのだ。これでは、良識ある医師や学者が異論を唱えても、厚生労働省が聞く耳を持つはずがない。科学ではなく利権の問題なのだから。

厚生労働省は、製薬業界に対して巨大なマーケットを提供したと言えるわけだが、「経済効果」はそれにとどまらない。

メタボリックシンドロームが取り沙汰されて以来、国民の健康に対する関心は、たしかに高まった。そしてこれが、各種健康機器やフィットネス、低カロリー食品といった「健康市場」を作り出すことにもつながったのである。

矢野経済研究所によると、メタボ検診によって生み出される「健康市場」は、医療費まで含めると七兆五〇〇〇億円にも達するという。

たしかに、スーパーの食品売り場には「低カロリー」の表示が目立つようになり、コンビニで売られる弁当のパッケージやファミリーレストランのメニューには、カロリーが記載されるようになった。

いつまでもデブなのかと思われていた自称「オタク評論家」が、ダイエットに成功した体験記を本に書けば記録的ベストセラーとなり、TVでは連日のようにダイエットや健康に関する番組が放送される。そうした番組で取り上げられた食材が、突如として売れ出して品薄になるといった現象が起きたりもする。

二〇〇八年の秋頃からは、朝食をバナナだけで済ませるという「バナナ・ダイエット」が流行した。ただしこれは、

「毎朝バナナを食べると痩せる」

という誤った情報が広まったため、普段の朝食を済ませた後でバナナを食べ、かえって太ってしまった人が増えた、というオチがついたようだが。

まさに日本が国を挙げて「健康オタク」になったかのような観を呈しているが、こうなったきっかけは、メタボリックシンドロームという新奇な言葉とともに、肥満と生活習慣病との相関関係が強調されたことにあるが、その発信源は、他ならぬ厚生労働省であった。

早い話が、昨今の健康ブームは「国策」なのであり、お上の言うことを信じた国民が、「メタボは見栄えが悪いし、健康にもよくない」「メタボのままだと（あるいは、メタボになると）医療費はじめ余計な金がかかる」といった、強迫観念にとりつかれてしまった結果なのである。

厚生労働省では、メタボ検診を実施することによって、およそ二兆円の医療費削減効果が見込めるとしている。しかし、複数の民間調査機関は、むしろ医療費負担は増大する危険性が高いとの試算を発表している。

どう考えても、後者が正しいだろう。すでに見たように、普通の生活ができる人をあえて「病人」にしてしまうような算定基準を押しつけようとしているのだから。

これで利益を得るのは大手製薬会社だけだが、そうした会社には、厚生労働省の官僚が大勢天下りしている。そして、その製薬会社からの支援なくしては、大学医学部の研究が成り立ちにくい現実がある。多くの学会が製薬会社の丸抱えで開かれており、医薬品の評価・推奨は、実質的にこうした学会の意向が反映されている。

医師と製薬会社が癒着し、さらには厚生労働省官僚が自らの天下り先と利権確保のために、法制化を含めた社会の枠組みを作り上げる。この結果、病気でもない人が無駄な医療費と薬代を支払う仕組みが出来上がろうとしている——これがメタボ検診の実態なのだ。

製薬会社の利益という問題にこだわって述べれば、必要以上の、もしくは本来は必要でない薬の投与は、薬害を引き起こすリスクもあることを指摘しておかねばならないだろう。

さらに言えば、このような実態が放置された上で、大枠としての医療費削減という政策が変わらないのであれば、そのしわ寄せとして、本当に必要な医療の分野に対する予算が削られてしまうことになるのは、火を見るよりも明らかである。

医療費削減という国家目標にせよ、それ自体が問題をはらんでいるわけだが、それを推進する責任官庁の内部に、省益どころか自身の利益を優先させるような輩《やから》がいるということは、絶対に看過してはならない。

このような、官僚機構の腐敗こそが国家に巣食うガンなのであり、早急に取り除かれるべきものだ。厚生労働省は、国民に対して健康を説く前に、まずは自身が「健康体」に生まれ変わらねばならないだろう。

「スポーツ振興」のまやかし

厚生労働省に限ったことではなく、この国の官僚機構は、もはや末期ガンの症状を呈していると言ってよい。

税収の二〇年分を超える財政赤字（これは、年収五〇〇万円の一家が一億円以上の借金をしているのと同様の状態である）を抱えながら、毎年三〇兆円を超える国債を発行して借金を増やし続け、ツケを子孫に残すような真似をしておきながら、一方で特殊法人や独立行政法人には年額一〇兆円以上もの血税を横流ししている。

「格差社会」はもはや流行語どころか事実として認知され、保険証を取り上げられた家族、福祉から見放された高齢者、仕事も住むところも失った労働者がこれだけ増えている一方で、前述の「法人」を渡り歩く天下り官僚は、二億、三億といった額の退職金を懐に入れている。現役官僚は、これを「成功例」と見なして、せっせと省益の確保・拡充に励む。

このような国に「活力」が生まれるはずがないし、いつの時代も、国家や社会のシステムが崩壊する時というのは、必ずこのように中枢における腐敗・堕落が大きな要因をなしているのである。

わが国の官僚が、いかに庶民感覚とかけ離れた金銭感覚を持ち、自らの利益だけを考えて行動しているか。恰好の実例が、文部科学省管轄の「スポーツ振興くじ」ｔｏｔｏに見られる。

ｔｏｔｏは、通称を「サッカーくじ」と言うことからも分かるように、日本のプロサッカーリーグであるJリーグの、各節ごとの勝敗を予想して配当を狙うギャンブルだ。

もともとサッカーが盛んなヨーロッパ諸国では昔から行われている。イタリアではサッカーのことをカルチョと言い、同国のサッカー賭博に由来するトトカルチョという単語は、わが国でもスポーツに関わる賭博の代名詞として、結構昔から使われていた。ｔｏｔｏという名称は、これに由来すると考えて間違いないだろう。

ただ日本の場合、導入の段階で「スポーツ振興のための財源確保」という理念が正面に打ち出され、主管官庁が文部科学省でもあることから、ギャンブル性を抑えて、限りなく宝くじに近いシステムが採用されることとなった。早い話が、配当金額は大きいが、滅多に当たらない仕組みになったのである。

配当に充てられる金額も、宝くじ同様に売り上げの五〇パーセントとされた。七五パーセントが配当に回される競馬のようなギャンブルとは、この点も異なっているわけだ。

三試合の得点を予想するものや、五試合の勝敗を予想するものなど、当たる確率の高いバージョンも売り出されたが、これはこれで、当たっても配当金額が安く、射幸心《しゃこうしん》を刺激する度合いは低かった。

このため、当初こそ物珍しさもあってよく売れたが、二年目以降は売り上げが急落し、赤字に転落してしまったのである。

もともとサッカーの面白さは、なにが起きるか分からない、というところにあるので、全試合結果（勝敗と引き分け）を予測するなど、至難の業と言うより不可能に近い。とどのつまりは偶然を期待するしかなく、宝くじと同様のものであることが知れ渡った。この結果、サッカー好きほど面白味を感じなくなったのであった。

ｔｏｔｏの賞金還元率（配当率）が五〇パーセントに抑えられているのも、スポーツ振興のための独自財源確保という大義名分があるからに他ならない。宝くじが、自治体の活性化や緑化推進といった目的のために販売されるのと同じだ。

実は宝くじも、販売目的のひとつとしてスポーツ振興を掲げてはいる。しかし、現実の使途はと言えば、北海道でのスキー大会やジャンプ台建設に助成金を出した例がある程度で、スポーツ関係にはほとんどカネが出ていなかった。とりわけ、選手の育成や普及活動といったような、目に見える形で残りにくい分野への支出は皆無だったのである。

バブル崩壊以降、実業団クラブを抱えていたり、大会のスポンサーとなっていた企業の撤退が相次ぐ中で、スポーツ関係者にとって財源の確保は、ますます頭の痛い問題となった。

ｔｏｔｏが導入された背景には、こうした事情があったので、観客動員をあまり期待できない、いわゆるマイナー・スポーツの関係者にとっては、ｔｏｔｏの売り上げを原資とする助成金は、まことに貴重なものとなっている。スポーツ振興の観点からは、ｔｏｔｏの存在が（代替手段を考えることが難しい、という意味も含めて）有意義であることは間違いない。

それはそれとして、読者は不思議に思われないだろうか。

競馬などのギャンブル以上の、五〇パーセントもの「テラ銭」を取っているｔｏｔｏが、どうしてまた赤字になるのか。

たしかに売り上げを見れば、初年度（二〇〇三年）こそ六四三億円を記録したが、二年目には早くも半減に近い三六一億円、三年目には二〇三億円となり、二〇〇六年度には一三四億七〇〇〇万円にまで落ち込んでしまっている。しかしそれでも、七〇億円近い利益が出る計算になるわけだから、スポーツ諸団体への助成金が減ることはあっても、赤字になるとは考えにくい。

そもそも、どうして多くの国で私設の賭博行為が禁止されたり、厳格な許認可の対象になっているのかと言えば、「胴元」が必ず儲かる仕組みになっているからだ。ある意味では不公平な投資と資金運用で、まっとうな経済行為とは見なされていない。宝くじやｔｏｔｏの場合は、必ず儲かるからこそ、その儲けを有意義なことに使えるのだということで、存在が許されているのである。

実は、ｔｏｔｏの主宰者である独立行政法人日本スポーツ振興センターと、発券を請け負ったシステム会社、それに宣伝を含めた実務を請け負った広告代理店との間で交わされた契約に問題があった。同センターは、売上高にかかわらず両社に一〇〇億円単位の経費を支払うという、定額契約を結んでいたのである。

このため、採算ラインが売り上げ四二一億円という、どだい無茶な事業計画となってしまっていた。現実に、二年目から赤字に転落したのは前述の通りだが、呆れたことに日本スポーツ振興センターも、主管官庁たる文部科学省も、契約を見直そうとせず、業者にカネを払い続けてきたのだった。

この結果、どういうことが起きたか。

二〇〇六年に、車椅子サッカーと、ブラインド・サッカー（蹴ったりバウンドすると音が出るボールを用いて、視覚障害者がプレイする）の世界大会が相次いで開かれたが、日本代表は資金不足により、参加中止の瀬戸際にまで追い込まれたのである。なにしろこの年、ｔｏｔｏからの助成金はゼロベースとなっており、有効期限が過ぎても現金化されなかった「時効当籤金《とうせん》」でようやく八〇〇〇万円を捻出した状態だった。

この事態を知ったＪリーグが救いの手を差し伸べ、さらには選手やサポーター有志からのカンパが集まったことで、どうにか代表派遣は実現した。しかし同時に、サッカーを愛し、スポーツ振興のためと信じてｔｏｔｏを買い続けてきたサポーターたちの間から、憤激の声が巻き起こったことは言うまでもない。

折から、小泉改革の衣鉢《いはつ》を継ぎ、「特殊法人・独立行政法人の整理統廃合」を掲げた安倍内閣が登場した。

ご承知のように、この内閣は当初こそ憲法改正を主張するなど勇ましかったが、一年後には敵前逃亡するという「ヘタレ」ぶりで、特殊法人や独立行政法人に関しても、各省庁の抵抗の前に、ほとんど成果を挙げられなかった。

そんな中で、どうにか結果を出したのが、ｔｏｔｏの即時廃止、独立行政法人日本スポーツ振興センターの解体を勧告したことだったのである。

文部科学省は例によって抵抗したが、なにしろ数百億円の累積赤字を抱え、収支改善の見込みもない。その結果、スポーツ振興の旗印も失われていたわけだから、これは誰が見ても政府の言い分に利があった。結局、大臣折衝を経て、二年程度の猶予期間を経た上で廃止するということに、一度は決定したのだった。

ところが、そこに「神風」が吹いた。

二〇〇七年に、コンピューターによる予測と、配当金額が一定以下になった場合は次回に繰り越されるキャリーオーバー方式を採用した「ＢＩＧ」を売り出したところ、これが大ヒットしたのである。サッカーについての知識がなくても気軽に買える上、賞金額が最高六億円にもなるということで、それまでｔｏｔｏに関心を示さなかった人たちを新規の客層として獲得したのである。

二〇〇八年には、従来のｔｏｔｏを含めた全体の売り上げが九〇〇億円を突破し、累積赤字を一挙に帳消しにする勢いとなった。これでおそらく、ｔｏｔｏ廃止と日本スポーツ振興センターの解体は白紙撤回されることになるであろう。

ｔｏｔｏが黒字となり、スポーツ団体に助成金が行き渡ることは有意義なことだ。事実、多くのスポーツ関係者は、ｔｏｔｏ廃止の危機が回避される見通しとなったことに胸をなで下ろしている。

しかし、そもそもｔｏｔｏを壊滅の瀬戸際まで追いやった「戦犯」たち、具体的には文部科学省官僚と日本スポーツ振興センターの関係者たちに、ここで胸をなで下ろされては困る。五年にわたって「親方日の丸」にぶら下がった企業にカネを垂れ流し続けた責任を逃れることは許されない。

この契約も、現在ではシステム会社と広告代理店を変え、売上高に応じた経費分配方式に変更されているが、リストラの危機に直面して、初めて真面目に仕事をするとは、ふざけた話があったものではないか。

文部科学省に限らず、官庁および独立行政法人などの参加団体からの発注には、随意契約や官制談合と呼ばれる出来レースがついて回る。少なくともそうした噂が絶えず、スキャンダルが繰り返し起きる利権体質は一向に改善されない。

ｔｏｔｏを運営する独立行政法人日本スポーツ振興センターについて、もう少しだけ見てみよう。

この組織の実質的な前身は、学校給食を一手に差配していた特殊法人日本体育・学校健康センターである。同センターは一九五五年に学校給食会として設立され、児童の栄養管理と食材の一括購入によるコスト削減を目指して、学校給食の一元管理を推進した。

たしかに戦後の復興期であれば、こうしたシステムも有効であったかも知れない。しかしながら昭和も三〇年代に入ると、経済成長が本格化して児童の栄養状態も劇的に改善されていった。つまりは設立からほどなくして使命は終わり、反対に一元管理による無駄や非合理性が指摘されはじめたのである。

そして、一九八〇年に誕生した鈴木（善幸）内閣において「増税なき財政再建」という方針が打ち出され、いわゆる第二次臨調（臨時行政調査会。第一次は一九六一年に、米国から要求されていた市場開放に対応すべく設置された）が設置されると、学校給食制度は見直しの対象となったのである。

ところが文部省（当時）はこの時、徹底して抵抗した。一元管理によって生み出された食品会社との関係や、地域の各センターの人事権などを手放したくなかったのだろう。

それでも世の中の流れには勝てず、徐々に切り崩されていったが、同法人は、国立競技場の管理・運営という、本来の設立趣旨とは無縁なものを事業項目に加えるなどして、その後一〇年以上も維持された。まさか国立競技場を民営化はできまい、という計算だったのだろうか。その後、一九八六年に日本スポーツ振興センターが設立されると、職員が大挙異動したのである。

なんのことはない。文部官僚にとっては、給食利権に取って代わるtoto利権が生み出されたので、「新たな稼ぎ場」に移ったというわけなのだ。スポーツ振興とか、世界と戦う代表の育成など、「聖戦完遂」、「大東亜共栄圏」と同様の、空疎なスローガンに過ぎず、だからこそ百億円単位の赤字を垂れ流しても平気でいられたのだ。

格差社会が深刻化し、職があっても年収がひどく少なく、具体的には生活保護水準以下の年収二〇〇万円程度しか得られない世帯が急増している。こうした中で、本心から国民の健康を願い、児童の栄養状態に深い関心を持つのであれば、学費負担の軽減とともに、学校給食もあらためて存在意義を見直されるのではないだろうか。給食費を払わない親と払えない親、それぞれへの対応も含めて、今こそ文部科学行政のリーダーシップが期待される時だ。

しかしながら、文部官僚の側からそうした問題提起がなされたという話は、一向に聞こえてこない。福祉は厚生労働省の管轄であるし、学校給食制度が廃止されようが、もはや利権は過去のものだから関係ない、とでも言うのだろうか。

ここで思い出されるのは、戦時中の日本において、陸軍と海軍とが、戦局がのっぴきならないところまで来てからも、まだ面子の張り合いと資材・予算の分捕り合戦に血道を上げていたことだ。

彼ら軍官僚にとっては、国の運命よりも省益が大事であった。実際、陸海軍の確執があまりに醜いため、陰では「日日戦争」とまで言われていたのである。こうした官僚の利権体質・無責任体質までが「万世一系」では、国民は救われない。

今さら言うまでもないことだが、国庫の原資は税金である。官僚のこうした行為は、国家に対する背信以外のなにものでもない。そして、独立行政法人が官庁の傘下にある限り、ｔｏｔｏのような問題は必ずついて回るだろう。

もともと「サッカーに限らないスポーツ全般の振興」とは、ＪリーグがＪその「百年構想」の柱として打ち出した理念である。事実Ｊリーグは、学校の校庭の芝生化などに独自に取り組んで成果を挙げているし、なによりも独立採算の健全運営財団である。

いっそのこと日本スポーツ振興センターなど解体し、ｔｏｔｏの運営はＪリーグに委ねてしまってはどうだろうか。

第五章　昔も今も「大本営発表」

大本営とは？

戦前・戦中の日本について、「軍部独裁」という言葉が今も使われている。

これは具体的にどういうことなのかと言うと、大日本帝国憲法の体制下においては、陸軍と海軍は、それぞれ天皇によって統帥されるものとなっていた。

事務官庁として陸軍省と海軍省があり、大臣も任命されていたが、これとは別に、天皇に直属して作戦面に責任を持つ、陸軍参謀本部と海軍軍令部があった。

このような二重権力構造であったために、軍人が政治に介入してくる事態に対して、政治の側では「憲法違反である」といった形での抵抗は不可能だった。統帥権干犯という言葉があって、これは、軍縮条約の締結に反対する勢力が使いはじめたものだが、要するに、軍部を批判することは天皇を批判することだ、という論理がまかり通っていたのである。

陸軍参謀本部と海軍軍令部は常設の機関だが、戦時には、大本営という最高戦争指導機関が置かれた。

最初に設置されたのは、一八九四（明治二七）年七月から翌年四月までの日清戦争期間中で、所在地は広島だった。通信や交通が今ほど便利ではなかったので、西日本の交通の要衝であり、主戦場たる朝鮮半島に近い広島が適当とされたのだ。

その後も広島県の宇品港は、九州の佐世保と並んで中国大陸に向けての日本軍の出撃拠点となっていたし、アジア太平洋戦争ではシンガポール攻略戦で名をはせた第五師団の司令部・駐屯地が置かれた。他にも軍関係の施設や軍需工場が多く、「軍都」と呼ばれていたのである。

このため、後に米軍による原爆投下の第一目標とされてしまった。

ちなみに第二目標は、九州における軍需産業の中心地であった小倉（現北九州市）と定められていたが、一九四五年八月九日当日、小倉上空の天候が悪くて目視照準がうまくいかず、燃料に余裕がなくなってきた。このままでは日本軍の戦闘機に捕捉される恐れもある、ということで、急遽長崎に変更されたのであった。

これでもしも、日本が降伏を決意しなかった場合には、第三目標は新潟、そして第四目標が東京であったとされている。

話を戻して、大本営には陸軍部と海軍部があり、他に報道部などのセクションが置かれていた。陸軍の部隊が移動する場合でも、海上輸送は海軍の仕事となるため、こうした組織が必要だったのである。

報道部というのは、他の官庁や企業で言う広報部に相当する。戦争に関する具体的な情報（戦果や損害）は、すべてこの大本営報道部を通じて流されていた。ただし発表の形式は「大本営陸海軍部発表」とされるのが一般的であった。

伝達の方法はラジオで、翌日の新聞に全文が掲載されることが多かったが、大きな戦闘があったような場合は号外が出ることもあった。当時TVはなく、国民が情報を得る手段は新聞とラジオくらいしかなかった。

その内容が、実際の戦局とはかけ離れていたというか、事実をまったく反映しないものであったので、今でも「大本営発表」と言えばデタラメの代名詞にされているのである。念のため述べておくと、大本営が最初から最後までデタラメな情報を流していたわけではない。

話をアジア太平洋戦争に限っても、当初は日本軍が連戦連勝であったため、わざわざ誇大な戦果を発表する必要もなかった。

ところが開戦からほぼ半年後、一九四二（昭和一七）年六月のミッドウェー海戦において、日本海軍は空母四隻、巡洋艦一隻を撃沈され、多数のパイロットを失ってしまう。当時の日本の工業力から言って、これはもはや回復不能の打撃であり、戦史を読めば読むほど、その後三年あまりも降伏せずに戦い続けたこと自体が、不思議に思えてくるほどだ。

ともあれこの海戦について海軍は、「空母一隻喪失、一隻大破」と、損害を大幅に少なく発表し、あろうことか天皇にまで事実を報告しなかった。生き残ったパイロットたちを瀬戸内海の小島に軟禁してまで、情報漏れを防ごうとしたのである。

これを機に、不確実な報告に基づく「戦果」を、さらに誇大にして発表する一方、味方の犠牲についてはなんら具体的な発表をしない、という傾向がどんどん強くなっていく。戦争末期の一年半ほど、つまり元号で言うと昭和一九年と二〇年の大本営発表が全部事実であったとしたら、米海軍の空母は一四八隻が撃沈されるか、重大な損傷を受けたことになるという。

現実はどうであったか。

米海軍は大戦期間中、全部で一三六隻の空母を就役させ、一部は英国に供与した。このうち戦前に完成していたのはわずか七隻で、また、大戦期間中に建造されたものは、多くが輸送船の船体を利用して急造した「護衛空母」である。

日本海軍はこの五分の一も建造できなかったので、これもこれで大変な数字だが、右の大本営発表の通りであったら、全滅以上の打撃を与えたことになる。本当に日本海軍が撃沈したのは「ヨークタウン」、「ワスプ」、「レキシントン」、「ホーネット」の四隻で、他に護衛空母一隻が特攻隊による体当たり攻撃で沈んでいる。

いわゆる特攻隊について述べると、大小三〇〇隻ほどの米艦艇に損傷を与えたが、空母や戦艦を撃沈した例はなく、悲壮きわまる戦いぶりにもかかわらず、戦局に影響を及ぼすほどの戦果は挙げられなかった。自己犠牲の精神で米軍の心胆を寒からしめた、というのは「神話」だと思っておいた方がよい。

いずれにせよ、大本営は実際の戦果を三〇倍以上にして発表していたことになるわけだ。問題は、このような「大本営発表」を、当時の国民がどの程度まで本気にしていたのか、ということである。別の言い方をすれば、果たして本当に、「戦時中の日本人は軍部に騙されていただけ」だったのであろうか。

国民とひと口に言っても、軍隊経験のある大人もいれば、年端もいかない子供もいたわけだから、一概には言い切れないのだが、戦局が厳しくなるにつれ、あまりのデタラメぶりに国民が気づきはじめ、信用されなくなっていった、というのが事実であるようだ。

なにしろ昭和天皇までが、上奏（報告）のいい加減さに立腹し、

「空母『サラトガ』が沈んだとの報告は、これで三度目ではなかったか」などと担当者を詰問したとの記録が残されている。

一般国民も、戦死者が激増していることは自然に知るところとなるし、いくら情報を統制しても、国民を完全に欺くことはできなくなっていった。もちろん現在のように、インターネットで好き勝手に情報を発信できる時代ではなかったが、いわゆる口コミの影響力も侮りがたいのである。

しまいには大本営も、黒を白と言いくるめるような発表は控えるようになったと言うか、「連戦連勝」といった発表はなくなり、かなりトーンダウンしたが、すでに述べたように「全滅」といった表現は使わずに「玉砕」と言い換えていた。


このように、戦局がどんどん絶望的になり、しまいには東京をはじめ主要な都市が空襲で焼け野原になったのだが、それでも当時の国民は、

「こんな戦争は、もうやめよう」

とは言い出せなかった。

反戦的な落書きがいたるところで見つかるようになっても、警察もろくに捜査をしなく

なるなど、士気の低下は隠しようもなかったが、一方では「本土決戦」に国民を駆り出す準備も進められていた。準備と言っても、米軍が上陸してきたら竹槍で迎え撃つための訓練だけだったが。最終的には、

「本土決戦に負けたら（米軍に占領されたら）、男は殺されるか去勢され、女は年齢に関係なく強姦される」

といったプロパガンダが行われた。当時日本領だったサイパン島や、本土で唯一地上戦の舞台となった沖縄諸島で、民間人の集団自決が数多く記録されているのは、こうした話を信じ込まされたゆえの悲劇なのである。

戦前・戦時下の軍国主義体制について、国民は軍部に騙されていたのだ、と考える人が、今も多いようだ。これは、間違いとまでは言えないが、物事の一面しか理解できていないと思う。

「戦争の大義」にせよ「連戦連勝」、「無敵皇軍」にせよ、国民の側に、

「お上の言うことだから、本当だろう」

と考えてしまう素地があったからこそ、まかり通ったのである。戦争に協力しない者を

「非国民」と決めつける風潮も、国民が率先して生み出した。

そのような国民の多くが、どうも「大本営発表」など信用できない、と考え出した時には、すでに取り返しのつかない状況になっていたのであった。

「医者が余る時代」

二〇〇八年一〇月四日、脳出血で倒れた妊婦が、八ヵ所の医療機関から緊急入院（搬送）を断られ、出産後に死亡するという「事故」が起きた。

東京都などが公表した事実経過は、以下の通りである。

同日午後六時四五分頃、東京の江東区に住む三六歳の妊婦が、急に頭痛や吐き気を訴えたため、同区内のかかりつけの産婦人科に運ばれた。医師は即座に事態の重大性に気づき、墨田区にある墨東病院に電話で緊急搬送を依頼したが、

「当直医が一人しかいないので対応できない」

と断られた。その後も産婦人科医は緊急対応が可能な病院を探したが、いずれも「ベッドの空きがない」などの理由で、計八ヵ所から受け入れを断られてしまった。

最終的に、墨東病院が別の医師を自宅から呼び出して対応し、帝王切開手術を行った結

果、赤ちゃんは無事に生まれたが、母親は三日後に死亡した。

医療関係者によると、妊娠中は血圧が不安定になるため、脳出血を起こす危険度が増す。また、脳梗塞など脳内の血管に異常が生じた場合、緊急処置の速さが生死を分けることがままあるそうだ。

墨東病院は、母体・胎児・新生児の緊急事態に対応できる「総合周産期母子医療センター」に東京都から指定されている。東京都の基準では、指定を受けるについては、「産婦人科医を二四時間態勢で二人以上確保することが望ましい」としているが、墨東病院では二〇〇四年に産婦人科の常勤医が定員の九名を割り、以降慢性的な医師不足が続いていた。そしてこの時期は、四名にまで減っていたため、当直態勢すらきちんと組むことができなくなって、土日・祝日には一名しかいない状態だったのである。二〇〇八年一〇月四日は土曜日だった。

実は、この事故が起きる八ヵ月前（同年二月）、江東区、墨田区、江戸川区の地元産婦人科医など六医師会が、東京都に対して地域の慢性的な産婦人科医不足を訴え、早急な対処を求める要望書を提出していた。

この事故は明らかに、医師不足が招いた悲劇であり、予見されていた事態に対応せず、防げなかったという意味では、行政の責任が厳しく問われて然るべきである。

医師不足は今にはじまったことではない。すでに一〇年以上前から、過疎地域での医師不足は深刻であり、地域医療の崩壊ということが言われていた。急病人の搬送が間に合わず手遅れになるといった事態は、毎年のように起きていたし、今や離島や過疎地での出産は不可能とさえ言われている。

こうした地域の妊婦は臨月が近づくと、都市部の病院に通院するべく住居を移すことが常態化しており、その費用負担だけ見ても、もはや社会問題だと言ってよい。少子化担当大臣などというポストを設けただけで、具体的な対応をなにもしない政府は、結果的に「かなりの経済力がなければ子供を産むことができない社会」を作り出しているのだ。

そこに追い打ちをかけるように、今回の事故が起き、首都東京ですら医療体制が崩壊しつつあることが明らかとなった。もちろんこれは、産婦人科医だけの問題ではなく、医療全般に及んできている。

これまで厚生労働省は、

「医師不足の実態はなく、（都市部の大病院に）偏在しているだけだ」

との立場をとり、これに呼応した文部科学省も、各大学の医学部に対して募集定員抑制などの行政指導を行ってきた。一九七〇年代以降、大学進学率がどんどん上がり、医学部の志望者も急増したが、不正入試や医師の不祥事が続発するなど「質」の面での心配が出てきたことが背景にある、と言われている。

実際に、一九八〇年代には「医者が余る時代が来る」といったことが、マスコミでも取り沙汰されてきた。当時の記者が、厚生官僚の言うことを鵜呑みにして記事を書いていたことは想像に難くない。まさしく大本営発表の再現であった。

ようやくここに来て、厚生労働省も事態の深刻さ＝医師の絶対数不足を認め、二〇〇八年度からは、文部科学省も大学医学部の定員増へと方針を転換した。

しかし、二〇〇九年春に大学医学部に入学した学生が医療現場で活躍するのは、二〇二〇年頃からである。それに、彼らの中から過疎地の医療機関に勤務しようという者がどれだけ出てくるか、あるいは、不足の著しい産婦人科医や小児科医を希望するかといった点については、なんの保証もない。

そもそもこの国には、医療についてのグランドデザインというものがない。

ある地方都市では、県立と市立の病院が川を挟んで向かい合い、どちらもＭＲＩやＣＴ

といった一台数億円もする医療機器を備えている。

たとえば、どちらかの病院を救急医療中心に特化するとか、リハビリ支援の施設にシフトするといったことをすれば、高齢化社会に対応した地域医療が実現できる上に、無駄な設備投資はしないで済むのだ。

もうひとつ注意すべき点は、この市の中心部には病院がふたつあるが、県全体としてはどうなのか、ということである。多くを語るまでもないであろう。過疎地の医療崩壊は、もはや絶望的な状況だと言える。

医師の絶対数の不足に加え、それをさらに偏在させて前述のような地方医療の崩壊を招いたのは、国が推進した医局制度の解体であった。

もちろん医局制度には大いなる問題があった。山崎豊子のベストセラー小説『白い巨塔』に描かれた、大学医学部における権力構造はたしかに異常であり、指弾されるべきものであったろう。一九六〇年代末期の、安田講堂攻防戦から入学試験中止に至った東京大学の学園紛争が、医局制度のもとで「滅私奉公」を強いられていたインターンたちによる、待遇改善要求に端を発していたことも記憶されるべきである。

その事実は踏まえた上で、医局制度というヒエラルキーが存在したからこそ、地方の病院が医師を確保できていた、ということも認めるべきだろう。指導教官のひと声で、若い医師が地方に赴任するシステムだったからである。

そうした枷《かせ》が外されれば、なにかと便利な都会に人が集中するのは当然の理であって、医師個人を責めることはできない。産婦人科医や小児科医を志す医学生が減っているのも、激務の割に訴訟リスクが高いなどの問題があるからで、これはやはり、国が補助・保障制度の拡充といった形で手を差し伸べなければどうにもならない。

医療制度の改革とは、このようにわが国の医療をどのように再編し再建するかといった視点から論議されるべきものであった。ところが現実には、これまで見てきたように、もっぱら国家財政にからめた医療費抑制問題としてのみ語られ、改革どころか崩壊に歯止めをかけることすらできないでいるのだ。

二〇〇一年に登場した小泉政権は、「聖域なき構造改革」を掲げ、医療についても保険料負担の増額、後期高齢者医療制度の導入といった「痛みをともなう改革」を断行した。

国民に「痛み」を強いる根拠は、高齢化社会に対応した医療制度を維持すべく国、医療機関、国民がそれぞれ負担を分かち合う「三方一両損」の政策であると説明された。

三方一両損とは、江戸時代中期の「大岡裁き」に出てくる逸話のひとつで、三両を拾った町人が奉行所に届け出たが、ようやく見つかった落とし主は、

「もう諦めたお金ですから、拾って届け出た人に差し上げて下さい」

と言い張った。一方、拾い主の方も受け取りを固辞した。

二人の正直さと一本気に感心した南町奉行・大岡越前守は、懐から一両を取り出して計四両とし、双方に二両ずつ配って、

「ここにいる三人、皆一両ずつ損をした、ということにしようではないか」

と言ってその場を収めたという話だ。ちなみに当時の一両は、およそ八万から一〇万円の価値があったとされている。

小泉元首相は、「米百俵」などと並んでこのフレーズが気に入ったと見え、しきりに連呼し、メディアにも取り上げられた。しかし考えてみれば、後期高齢者医療制度に典型的に見られるように、今次の「改革」で国民と医療機関はそれぞれ一両ずつ損をしているが、国は一両出すどころか、両者の一両をかすめ取って二両得をしている。

改革と言えば聞こえはよいが、本当の目的は医療費削減にあったことは、国民も薄々感づいていたにもかかわらず、議論を深めようとの動きは出てこなかった。むしろメディア

は、診療報酬の不正請求などで財をなす一部医師の悪行を書きたて、国民の憤りの矛先を「儲け過ぎる医師」に向けさせようとしていた。

あらためて大本営発表の話を持ち出すまでもなく、問題の本質を覆い隠し、国民＝世論を自分たちの政策にとって都合のよい方向に誘導しようとするのは、為政者の常套手段である。

一例を挙げれば、一九九四年に当時の厚生省が公表した予測によれば、二〇二五年には医療費が一四一兆円に達するとされていた。これでは現在の国家予算をも上回ってしまうが、二〇〇六年の厚生労働省の推計では六五兆円と大幅に下方修正されている。これに対して、日本医師会が算定した二〇二五年の推計値は四九兆円であった。

どちらがより正確かは、専門的に議論する余地があるが、いずれにせよ国は、医療費抑制政策を打ち出すために、あえて国民に過大な数字を示して脅し続けたのだと考えてよい。たとえ厚生労働省が言う「六五兆円」が正しいとしても、それがただちに、現在の医療費およそ三三兆円と比較して、単純に倍になると考えることはできない。なぜならば経済は生きもので、今日の一〇〇円と一〇年後の一〇〇円とでは、価値が相当違っていることが充分に考えられるからだ。

この点を無視して、推計名目額だけを論じても意味はないので、二〇二五年の六五兆円が、対GDP比でどの程度になるかを見なければならないのだ。二〇二五年度のGDP推計から見ると、六五兆円は一二ないし一三パーセントと考えられ、現在の三三兆円が対GDP比で九パーセント強であるから、名目は倍額でも、実質的にさほどの増加ではないことが分かる。医師会の主張する、四九兆円という数字の方を信じるならば、現在とほとんど変わらないことになる。

そもそもこれは、無理にでも削減しなければならないような数字だろうか。

前述のように、現在のわが国の医療費はおよそ三三兆円とされるが、これは諸外国と比較して決して多いということはない。OECD（経済協力開発機構）のデータを見たならば、日本の国家財政の中で医療費が占める比率は世界二一位、先進七ヵ国の中では最低であることが分かる。

しかも、三三兆円というのは総医療費、つまり国民（患者本人）や健康保険組合などが負担する金額を含めたものなのだ。本当の国庫負担はおよそ八兆円であり、これは再三再四無駄が指摘されている道路関連予算とほぼ同額である。財政の健全化を言うのであれば、話の順序として、まずどちらにメスを入れねばならないか、考えるまでもないことだろう。

マスメディアの責任

国がなんらかの数値を公表したような時には、まずは「本当だろうか?」と考えてみること。そして、そこにはなんらかの政策意図があるはずだと思っておいた方がよい。

厄介なのは、国による発表を補完し、国民を誘導しようとする巨大メディアの存在だ。マスコミを、権力を監視する社会の木鐸《ぼくたく》だなどと考えるべきではない。むしろ為政者の意図を周知徹底させる、情宣機関の役割を果たしているのが現実の姿なのである。

もちろん、ジャーナリストの良心が完全に失われたわけではないし、時には権力を告発し、不正をただす役割を担うこともある。しかし、それは全体から見ればほんの一部で、ほとんどの情報は発信元からの垂れ流しと変わらない。

これは、マスコミ報道においては、他社に先んじてニュースを伝えるという速報性が第一とされ、その後の検証や調査報道、問題提起などは二義的なものになってしまうという、宿命的な問題なのである。

こうした特性に着目し、積極的に利用しようというのが、メディア戦略と呼ばれるもので、今では企業の広報活動などにも広く用いられている。単なる広告宣伝よりも、なんらかのイベントを企画してマスコミに取材させれば、より安価な経費で多くの遡及効果を挙げることができる、といったように。

政治の世界においても、有名なナチスの宣伝戦略を例に引くまでもなく、様々なプロパガンダがマスコミを利用する形で仕掛けられている。第二章で取り上げたメタボリックシンドロームの例で言えば、二〇〇六年に厚生労働省がメタボ検診の診断基準を提示する以前から、メディア戦略がとられたことが明らかとなっている。

このお先棒を担いだのはＮＨＫで、二〇〇六年四月五日の情報番組『ためしてガッテン』で、「常識大転換！　体脂肪の新改善術」と題した番組を放送した。内容は、ウェスト周囲値を減らせば（早い話が痩せれば）心筋梗塞にかかりにくい、といったもので、周囲値の目標として男性八五センチ以下、女性九〇センチ以下という数値も同時に紹介されている。

すでにお気づきの読者も多いであろうが、厚生労働省がメタボ基準を発表するのは、この一ヵ月後の五月である。正式発表の一ヵ月前に、ＮＨＫはこの国際的に見てもおかしな基準（第二章参照）が採用されることを知っていたわけだ。

NHKは媒体としての性格上、こうしたプロパガンダに利用される頻度が高い。メタボについても、発表前の「地ならし」にとどまらず、厚生労働省が仕掛けたメタボ撲滅運動の旗振り役となった。

二〇〇六年七月一九日、今度は『クローズアップ現代』で「メタボリックシンドロームの衝撃」と題する番組が放送された。『クローズアップ現代』と言えば硬派な報道番組として知られ、高い評価を受けている。ところがこの日放送されたものは、厚生労働省の宣伝・告知番組とも言うべきものであった。

再三紹介している東海大学医学部の大櫛教授は、同番組の制作に先立って取材を受けた。その際に、日本の基準が国際的に見て異常であること、太り過ぎの基準値を示しておきながら痩せ過ぎの基準値を示さないのは、過度のダイエットを誘発して危険であること、世界的にメタボリックシンドロームに対する見直しの動きがあることなどを、担当ディレクターに語ったという。

当のディレクターはこの話に衝撃を受け、当初の予定にはなかった海外取材を行い、番組内容を、生活習慣病の予防策を探ると同時にメタボ基準の疑問点を問うものとすることが決まったという。この内容は、当時NHKのホームページでも、番組予告として公表されていた。

ところが放送当日の内容はと言えば、「メタボ撲滅」一辺倒になってしまっていた。都合の悪い情報は封印され、厚生労働省によるプロパガンダが功を奏して、すでに述べたように「メタボ」はこの年の流行語大賞にノミネートされるまでになるのである。

NHKだけが、こうした問題を抱えているわけではない。他のマスコミも同様の役割を演じることがある例として、いわゆる「環境ホルモン」騒動の顚末を振り返っておこう。

環境ホルモンとは、一九九〇年代に米国などで話題になった「内分泌攪乱化物質」の通称である。簡単に言えば、我々の生活の中にある様々な化学物質の中に、生物の体内に入り込むと、ホルモンの代わりに受容体に結合して内分泌系に影響を与えるものがあるとの「仮説」に基づいたものだ。

一九九六年に米国の科学者シーア・コルボーン氏らが、この研究結果をまとめた『奪われし未来』と題する書籍を刊行したことから、日本でも一挙に社会問題化した。当時マスコミが、「多摩川のコイがメス化している」、「キレる子供が増えた原因は環境ホルモン」、「進む人体汚染」などというセンセーショナルな情報を流していたことを、ご記憶の読者も多いだろう。

結論から言えば、この騒動はまったくの空騒ぎで、現在までに人類および哺乳類に環境ホルモン作用が確認された物質はない。発表された調査結果も、一例を除きすべてウソか、実験動物に対して、自然環境ではあり得ないような化学物質の大量投与を行って「影響が出た」と称する類の、信用しがたいものであることが明らかとなった。

唯一の例外として、化学物質に敏感に反応するメダカに四物質が作用したが、これについても作用は微弱で、人類および哺乳類についての影響を考慮するには値しない、と結論づけられている。

このようにして、二〇〇〇年頃までには「環境ホルモン騒動」はすっかり収束したのだが、これで漁夫の利を得たのが、他ならぬ環境省である。ご承知のように同省は、二〇〇一年の中央省庁再編に際して「庁」から昇格したが、まさに昇格問題が大詰めに来ている時期に、この騒動が起きたのだった。

当時の環境庁は、電光石火と言いたくなる素早さで「環境ホルモン戦略計画＝SPEED98」を立ち上げた。一九九〇年代末期に人気絶頂だった、沖縄出身のアイドルユニットSPEEDからとった通称と思われるこのプロジェクトは、環境ホルモンの「容疑者」リスト六七物質（後に六五に修正）を公表し、調査を開始するというものだった。

マスコミは即座に飛びつき、しかも報道の常で「容疑者」をたちまち「犯人」にしてしまい、その結果、関連商品の不買運動が起きるなどした。

こうした「世論」を背景に、環境庁（当時）は環境ホルモン対策と称して一〇〇億円を超える補正予算を計上し、その後も二〇〇二年まで、七〇億から八〇億円の予算を委託研究費として計上し続けたのだ。

この予算規模もまた異常で、そもそも騒ぎの震源地であった米国でも、投入された対策費はおよそ三〇億円、英国では二七億円程度であった（当時の為替レートによる）。わが国だけが一〇〇億円前後の予算を投入し、結果はなにも残せなかった。残ったのは、環境庁が省に昇格したと同時に、予算規模でも存在感を示す中堅クラスの官庁になったという事実だけである。

念のために述べておけば、環境庁が省に昇格したこと自体は、問題視すべき事柄ではない。温暖化など山積する環境問題を考えれば、当然どころかむしろ遅すぎたくらいだろう。ただ、昇格の仕方や予算の分捕り方、使い方に問題があったことは間違いない。

二〇〇五年、「SPEED98」は、「容疑者リスト」とともに中止されたが、これについてマスコミは大きく取り上げはしなかった。そこに費やされた数百億の税金についても、なんら言及しようとしない。報道の使命とはなんなのか、あらためて問わずにはいられない。

環境ホルモン騒動は、マスコミが知らないうちに当時の環境庁によるプロパガンダに乗せられてしまった、という性質のものだと言えるが、マスコミが「主体的に」捏造を行うこともあるから始末が悪い。

非正規雇用の問題にもからんで、3K（きつい、汚い、危険）労働などといったことが言われているが、実はマスコミでは「3K」が重宝されている。この場合の3Kとは「健康、観光、教育」で、このどれかを取り上げた企画は滅多に外れない、というのだ。

事実、TVの健康情報番組、とりわけダイエットを取り上げたものは視聴率がよいらしい。しかしその内容は「○○はダイエット効果がある」といったような、あまりに安易で報道機関としてのモラルを疑われるものが多い。

二〇〇七年一月に発覚した、フジテレビ系列の情報番組『発掘あるある大辞典II』の捏造事件は、象徴的な出来事だったと言える。

問題となったのは「納豆ダイエット」の特集で、放送直後に全国のスーパーマーケットや食料品店で納豆が品薄になる、というほどの反響を呼んだが、実は放送された内容のほとんどすべてがウソであったことが暴露された。

さらに、責任放送局である関西テレビが独自に検証作業を行ったところ、同番組で過去に放送された内容にも、多くの捏造があったことが発覚した。それもそのはずで、この番組を制作していたプロダクションは、二〇〇五年にもテレビ東京系列の『教えて！ウルトラ実験隊』という番組の中で、花粉症治療法の実験データを捏造し、問題となった過去がある。言うなれば、ウソ話を作るプロ集団であったのだ。

彼らの手口はいつも同じで、まずは「納豆にはダイエット効果がある」というように、結論を決めてしまう。後は、その結論に説得力を持たせるような「専門家のコメント」を集めたり、都合のよい実験データを作り上げてしまうのである。

これは心理学の悪用で、白衣を着た専門家がイソフラボンだのＤＨＥＡ（いずれも納豆に含まれる栄養素）だのといった耳慣れない言葉を並べて「説明」すると、視聴者は本当だと信じ込んでしまいがちだ。いわゆる「振り込め詐欺」でも、弁護士とか警察関係者だと名乗った上で、示談がどうのこうのという日常的でない話題を持ち出す手口が多い。人は一般的に、専門家の肩書きや権威に弱いのである。問題のプロダクションはこのことを知り抜いていて、ヒット企画を連発していた。

ところが納豆ダイエットに限っては、解説役の「白衣の専門家」に米国人を起用するというミスを犯した。日本独特の食べものである納豆の効用について、どうして米国の学者がそれほど詳しいのか、と素朴な疑問を呈した人がいたのである。


専門家が信じられないとするなら、ではなにを信じればよいのか、と言われそうだ。

まず読者には、健康特集番組はおおむね報道ではなく「情報番組」の枠内で扱われている、ということを知っていただきたい。つまりはワイドショーと同列の扱いなので、当然、内部の倫理規定や情報源の検証に関するルールが異なる。早い話が、

「ある程度の演出は許される」

といった意識が番組制作者の側にあるし、「専門家」と言っても、番組制作者の意向に沿ったコメントをするタレントと変わらないのである。

もちろん一般的な視聴者は、そうは受け取らない。制作側の内部事情など知らないので、「専門家」の発言なら簡単に信じてしまう。とどのつまりはTVの側が、健康ブームに乗

って目先の視聴率を追うのではなく、メディアが発信する情報が持つ意味について、きちんと考え直さない限り、同様の問題が繰り返し起きることになるであろう。

文化人の責任

危険なのは、大本営発表のごとき官製の情報や、マスコミをはじめ情報を発信する側に傭われて、もっともらしいコメントをする「専門家」ばかりではない。在野の立場で、つまりは独自の思想に基づいて、時には為政者の尻を叩くような言説を用いつつ、結果的には「国策」に従う方向に世論を誘導しようとする人たちがいる。

先の大戦に際しても、強制とか生活のためといったことでなく、自発的・積極的に戦争を賛美する言論活動を展開した人たちがいた。

明治から昭和にかけてジャーナリスト・歴史家として活躍した徳富蘇峰など、対米開戦の気運が高まるや、

「米国人は自由主義の気風が強く、団結心に乏しく、物質文明に染まりきっている。戦争に耐えられる国民ではない。強固に団結している日本人の方が強い」

といったことをしきりに唱え、軍部の主張する「聖戦」を賛美した。当時、彼のもとに

は講演・執筆の依頼が殺到したというから、こうした言説を歓迎する空気があったことも事実なのだろう。

あえて名前は挙げないが、昭和初期の不況下にあっては共産党にシンパシーを示しておきながら、世の中全体が軍国主義に傾斜してくると、突如として天皇や「皇軍」を賛美しはじめ、敗戦後はまた一転して民主主義・反戦平和主義の旗を振ったような人も、一人や二人ではない。

二〇〇八年、ジャーナリストの櫻井よしこさんが、『週刊新潮』七月三日号から八月七日号まで、「あえて言う　後期高齢者医療制度は絶対に必要だ」と題する記事を連載した。

書き出しは、こんな風だ。

「迷走を極める後期高齢者医療制度を巡る議論は、堕ち行く日本の品格と失われゆく日本人の誇りを象徴するかのようだ」

一読した限りでは、このような制度を導入した日本という国家の「品格が堕ち行く」と嘆いているのかと思わされそうになる。同じ頁で、

「10年間にわたって59兆円を道路整備に充てようとした一方で、医療、福祉などの社会保

障費を毎年2200億円ずつ削りたいとする政府への怒りは、或る意味当然である」（数字表記等、原文のまま）

とも書かれている。しかしながら読み進めると、こんな議論が出てくる。

「私たちは将来の世代に責任を持たなければならないのであり、次の世代にあまりにも大きな借金を残したり、過剰な負担を強いるわけにはいかないのである」

「現在の医療制度の恩恵にあずかる私たちの側に、万一、わがままや甘えがあるとすればそれを少しばかり引っ込めなければならないと考えるのは、常識的ではあっても、『姥捨て』と呼ぶべきものではない」

……前者は早い話が医療費削減論、後者は自己責任論で、はっきり言って聞き飽きた議論である。つまりは高齢者であろうが、医療や福祉の面で国に依存する人は「品格がない」と言いたいのだろう。

品格云々はさておいて、国家財政を再建する道は医療費削減だけなのか。所得の低い高齢者を保険制度から排除する制度を「現代の姥捨て」と呼んで悪いのか。後期高齢者医療制度を擁護する立場でものを言うのなら、この議論こそ「絶対に必要」だろう。

ところが櫻井さんは、全五回、二〇頁に及ぶ連載を通じて、高齢者の医療費負担が次の世代のツケになる、といった主張を、手を変え品を変えつつ繰り返すだけで、後期高齢者医療制度の導入しか選択肢がない＝絶対に必要だ、ということを、なんら論証できていない。そればかりか、連載第一回の結論部分で、

「後期高齢者医療制度が解決策だと言うつもりはない。だが、同制度が提起する問題の本質を、私たちはいま、冷静に考えなければならないのである」

などと書いている。

解決策でないかも知れない、ということであれば、「絶対に必要だ」などというタイトルを冠するべきではないだろう。竜頭蛇尾とはこのことである。

連載第一回が竜頭蛇尾なのだから（むしろ羊頭狗肉ではないかとも思うが）、第二回以降は「蛇足」と見なしてよいのだが、櫻井さんが折角、複数の学者や医療関係者に取材し、医療費削減論を展開しているので、もう少し付きあわせていただこう。

連載第三回で、国民皆保険制度について、このように書かれている。

「戦後の医療改革に主導的な役割を果たしたのは、占領軍のエリート集団だった」

なんの話かと思いつつ読み進めると、医事評論家・行天良雄氏のコメントが出てくる。

「いつでも、どこでも、誰でも、わずかな負担で、医療を受けられる保険制度というロマンを、彼らは追い求め、自国のアメリカにもない国民皆保険制度を敷くことにしたのです。(中略)日本国の厚生官僚たちが、その夢を引き継ぐ形で奮闘したのです」

……まさかとは思うが、櫻井さんは、国民皆保険制度も憲法第九条などと同様「占領軍に押しつけられたものだから、いらない」などと考えていないだろうか。右のごとき愚論に反論した形跡がないのでは、そのように疑いたくもなる。

第一章で述べたように、もともと厚生省という役所が作られたのは、旧日本軍からの要請があったからだ。さらに戦後の話をすると、ポツダム宣言を受諾し、陸海軍の武装解除が決まったことで、陸軍省と海軍省も廃止されたが、外地に展開していた日本軍兵士の復員という仕事が残されたため、第一・第二復員省を経て、厚生省復員局に統合された。

つまりは旧軍官僚が、厚生省組織の中に大きな根を張ったわけで、彼らが後に、いわゆる戦犯の靖国神社合祀を推進する勢力となったのである。そんな厚生官僚が「占領軍のロマンを引き継いだ」などという話は、全然信用できない。

これに続いて櫻井さんは、以下のように書く。

「無保険者の救済を最大の課題ととらえ、医療制度が検討された。その結果、病気になったときに、国民が皆で助け合っていく制度を選択した。（中略）1961年、世界に類を見ない国民皆保険制度が船出した。医療費は年々、増加したが、日本の高度経済成長期の税収がそれをしっかりと下支えした」

これは事実である。ただ、高度経済成長があったからこそ皆保険制度の維持が可能だった、という論理から、今は不況だからその制度が崩壊しても仕方ない、という結論を引き出すのは、国の思惑そのもので、高齢化社会の到来を見据えた福祉政策を実施しなかった失政を隠蔽《いんぺい》するものでしかない。高齢者医療を無料化する政策がとられた結果、全国各地の病院が老人のサロンと化したなどと、出し遅れの証文みたいな議論を持ち出してどうするのか。

さらに言えば、前掲の引用は事実ではあるが、いくらなんでも説明不足である。これではまるで、日本の福祉はもともと「世界に類を見ない」ほど充実していたみたいではないか。

無保険者の救済云々は、国民健康保険制度（以下、国保）を立ち上げる際に国が宣伝したタテマエで、企業が一部を負担する社会保険に加入できない農漁民や自営業者などを保険制度に加入させる目的で作られたのが国保なのである。

社会保険制度そのものは、一九二八（昭和三）年にはすでに創設されており、当初は、基幹産業でもあり、業務に一定の危険をともなう炭坑・製鉄・造船などの労働者を対象に、保険加入が推進された。第一章で述べた「健兵健民」と同根の発想で、国力を維持するために保険制度が利用されたと言ってよい。

戦後も、所得税率を高くして、その代わり医療や公教育に国費を投じて原則無料とする「高福祉・高負担」の考え方ではなく、基本的に「受益者負担」である保険制度を選択したのだ。くどいようだが、「占領軍のロマン」などまったく関係ない。

こうした制度であるがゆえに、退職して所得のなくなった高齢者などが国保に大挙加入すれば、保険料と反対給付（医療費）のバランスが崩れることは目に見えている。それなのに必要な手を尽くさなかった国の責任こそ、まずは問われるべきであって、「日本人の品格」など説いても意味はないのだ。

結局この連載は、最後まで、どうして「後期高齢者医療制度は絶対に必要」なのか、きちんと論じられないまま、以下のように締めくくられる。

「どの国でも外国人労働者が医療や介護を支えている。少子化の進む日本は、どの国よりも真剣に外国人労働者の賢い受け容れと彼らとの共存を学び取らなければならない。生き方死に方、という文化の領域で、異文化文明の人々の支援を頼まなければならないのである。その限りにおいて、老いはいまや、優れて自己責任の営みなのである」（最終回）

文章の前段と後段が、論理的にどうつながるのかよく分からないが、要するに、老いても自己責任をまっとうせよ、と言いたいだけなのだろう。それならば伺いたいが、現役で働いている間に、所得の中から営々と納め続ける税金は、一体なんのためなのか。こんな無内容な「自己責任プロパガンダ」を展開するとは、それこそジャーナリストとして、いささか無責任なのではないだろうか。

もうひとつ、例を挙げよう。

第三章でタバコの問題を取り上げたのは、昨今の禁煙ブームがきわめて政治的なもので、なおかつ「タバコは社会に損害を与えている」という、断じて科学的ではない、排除の論理に基づいたキャンペーンになっているという事実と、その危険性を指摘したかったからに他ならない。

すでに多くの自治体で路上禁煙が定められているが、中にはパトロール隊を組織して、路上喫煙を摘発し、罰金の徴収を行っているところもある。マナーの問題として、路上禁煙や吸い殻のポイ捨て禁止を推進するのは結構なことだが、喫煙を「社会悪」と決めつけて監視・取り締まりの対象とする傾向には、違和感を感じざるを得ない。

今はタバコの問題で済んでいるが、こうしたことから国民の側に、国家によって常に管理・監視されるような社会に対する「免疫」ができてしまうことが怖いのである。これは「いつか来た道」なのだ。

名古屋大学大学院の大屋雄裕准教授は、『自由とは何か』（ちくま新書）という著書において、「監視社会は国家の欲望ではない」、「監視は親切だ」との議論を展開している。

しかしその中身はと言えば、たとえば監視社会の危険性を指摘した『住基ネットと監視社会』（田島康彦・斎藤貴男・山本博の共著。日本評論社）という本を槍玉に挙げ、以下のように書くというレベルだ。

「正当化のための口実であるはずの、その恩恵を我々が実感することも珍しくない。（以下、民間の防犯カメラの映像が殺人犯の検挙に寄与した実例を挙げ）国家の意図がどのようなものであろうが、それによって我々自身の生活が幸福になるなら構わないと言われたら、田島はどう答えるのだろうか」

「実際この二例いずれにおいても、カメラを設置したのは国家ではない。他者を監視すること、それによって自らの安全その他を確保しようという欲望はむしろ国民のものであり、国家の独占物ではない」(八九―九〇頁)

田島氏(上智大学教授)がどう答えるか知らないが、ひとつだけはっきりしているのは、大屋准教授の立論がバカげているということである。

第一に、大屋准教授が指摘したのは、あくまでも防犯カメラの映像が犯罪捜査に役だったという話で、犯罪を抑止した実例ではない。カメラの存在が一定の犯罪抑止効果を持つとしても、それの一体どこが、国家が国民生活を監視する行為を正当化できる論理に結びつくのか。

第二に、田島氏らが前掲書で問題にしたのは、あくまでも「国家による、犯罪抑止を口実とした人権侵害」であって、監視カメラを誰が設置したかという問題ではない。国家の意図が、国民の生活の隅々まで監視・管理することにあるとしたなら、それでどうして「我々自身の生活が幸福になる」のか。

そもそも大屋准教授は、旧ソ連における保安処分制度について、その法理的背景をひとくさり説明した後、

「結果として生み出された社会がどのようなものであったか、いまさら強調する必要もあるまい」（二六五―六八頁）

と斬り捨てている。それが分かっているなら、マンションや商店に防犯カメラを設置する行為と、国家権力が国民の生活を監視する行為を、どちらも「監視する欲望」だとして同一視する愚を、どうして犯すだろうか。

大体において、権力や権威を批判すると、こうした非論理的な反論にさらされがちなものである。

「メタボ検診をめぐる国家の思惑がどうであろうが、それによって我々自身が健康になれるのなら構わない」

などと言われた日には、たしかに「まともには」答えられない。

「あなたは国に管理・指導されなければ、自分の健康も管理できないのですか？」

とでも問い返すのが関の山だろう。もちろん本書では、メタボ検診のどこがおかしいかを、可能な限り懇切丁寧に説明してきたつもりだが、論理を受けつけない（もしくは理解できない）人には、それも無意味なのかも知れない。

要するに、櫻井さんにせよ大屋准教授にせよ、後期高齢者医療制度や監視社会を論理的に正当化することなど、できていないのだ。しかしながら、粗雑な議論が必ずしも淘汰されていかないところが、大衆社会の怖さである。二人の書いたものを読んで、

「高齢者だって、自分の医療費くらい負担すべきだ」

「監視カメラがあったって構わないじゃないか」

などと思い込んでしまう人が増えることを、警戒しなければならないのである。

第六章　日本は不健康な国になる

「医療費亡国論」について

国家の施策に皆が唯々諾々と従い、従わない人を「非国民」などと呼んで排除する社会を作り上げてしまうと、その先にあるものは亡国の運命でしかない。このことを我々は、歴史からきちんと学ばねばならない。

昨今の、メタボ検診に象徴される健康ブームにせよ、禁煙の動きにせよ、国の本音は医療費抑制でしかなく、そのためにはデータの捏造だと言われても仕方ないようなことまで平気で行われてきた。

これでは、いつか国民が国を信用しなくなり、国家システムが機能しなくなるであろう。亡国の運命とは、そういう意味だ。

しかしながら、後期高齢者医療制度や「禁煙ファシズム」を声高に攻撃するだけでは、具体的な解決策など見えてこない。ここはひとまず冷静に、そもそも一連の医療費抑制政策、健康管理に「自己責任」を強いる施策の流れはどのように生み出されてきたものなのか、振り返ってみる必要があるだろう。

一九八三年、厚生省（当時）の吉村仁、保健局長が『社会保険旬報』に、「医療費を巡る情勢と対応に関する私の考え方」と題する論文を発表した。吉村は翌一九八四年に、厚生官僚のトップたる事務次官になった人物だが、この論文の中で、

「このまま医療費が増え続ければ、国家が潰れるという発想さえ出ている。これは仮に『医療費亡国論』と称しておこう」

と記し、社会保険制度の改革を主張した。この提言が、以降「医療費亡国論」と呼ばれ、現在も厚生労働省の基本施策に大きな影響を及ぼしているのである。余談だが、吉村本人は、自身の肝臓ガンの治療を先延ばしにして、保険制度改革に道筋をつけた後、一九八六年に五七歳の若さで他界しており、「改革に命をかけた」との評価もある人物だ。

その吉村が「亡国論」の論拠としたのは、租税・社会保障費負担の増大を放置しておくと日本社会の活力が失われるというもので、治療中心の医療から予防、健康管理、生活指導などに重点を移すこと（医療費効率逓減論）や、近い将来に予想される医師過剰対策（医療費需給過剰論）といった政策課題を提示した。

そして、医師優遇税制の改革（廃止）、それまで無料だったサラリーマン本人医療費の保険診療二割負担（法案提出段階で一割負担となる）、退職者医療制度の創設といった政策

提言を行った。

　これらは当時「健康保険制度創設以来の大改革」と呼ばれたが、この改革を推進する役割を担ったのは、他ならぬ当時の中曾根内閣であった。首相自ら、

「健康保険改革は国家的使命である」

と語り、吉村の改革案を強く支持したのである。

　戦後政治史において、中曾根内閣の登場は、英国のサッチャー政権、米国のレーガン政権と軌を一にし、それ以前の、政府が市場を適切に管理することで経済成長を担保しようという近代資本主義の理念から脱却し、自由競争を重んじる「小さな政府」の実現を目指した、新自由主義と呼ばれる方向に、政治の舵が大きく切られたことを意味している。

　中曾根内閣のスローガンは「戦後政治の総決算」であり、政府による有効需要創出型の経済政策（世に言う護送船団方式）とは決別することを宣言していた。そして実際、経団連元会長の土光敏雄を起用して「臨時行政調査会（第二次臨調）」を立ち上げ、行政改革や、国鉄民営化に象徴される民間活力（民活）導入政策を推進した。

　吉村の改革プランも、この「民活路線」を補完するものであったことは間違いない。と言うより吉村こそが、新自由主義を掲げる中曾根政権における社会保障政策の、実質的な

責任者だったのである。

もっとも、吉村の改革案が、すんなり通ったわけではない。

中曾根政権発足当時、田中角栄がまだ存命で、ロッキード事件で逮捕・起訴された刑事被告人の身でありながら、自民党内で最大派閥であった田中派に君臨し、「闇将軍」と称されるほど権勢を誇っていた。

中曾根内閣の民活路線は、利益誘導型のいわゆる「田中型政治」を清算することを意味していたが、自民党内の力関係は圧倒的に田中派優位であり、「田中曾根内閣」などと陰口をきかれていたほどであったのだ。

保険制度改革についても、反対の急先鋒に立ったのは田中派で、厚生大臣ポストを押さえ（渡部恒三＝現 民主党顧問）、閣議決定阻止の構えを崩さなかった。

田中派のこうした動きの背景には、日本医師会からの圧力も働いていたとされる。当時の武見太郎会長は、吉村のことを、

「あれは赤色官僚だ」

などと公言してはばからなかったほどである。「自由主義下での開業医の独立」という

理念を持つ武見にとって、吉村改革案は民活どころか、国家が医療活動にまで干渉する社会主義的政策だと考えたのだろう。野党も、サラリーマンの保険診療負担には反対していた。

まさに四面楚歌の吉村だったが、この状況を一挙に打開すべく、今日に至るも霞が関では語り草になっている「本丸急襲作戦」を敢行した。面会さえ拒む田中角栄と談判して改革への支持を取りつけるべく、車のトランクに潜んで東京・目白の田中邸に乗り込んだのである。

この時、吉村と田中との間で、なにがどのように話し合われたのかは分からない。ただ、吉村は厚生官僚のトップとして様々な情報を入手できる立場にあり、一方の田中は、金権がらみのスキャンダルや噂が絶えなかった政治家である。田中が面会を拒み続けたこととも考え合わせて、吉村がなにか田中の弱みを握っていたのではないかと見る向きが多い（あくまでも推測だが）。

ともあれこのようにして、自民党田中派の抵抗を封じ込めた吉村の改革案は、中曾根政権下で一挙に実現される運びとなる。

田中派だけでなく、「最強の圧力団体」と称されていた日本医師会も、武見太郎会長の死（一九八三年一二月二〇日。享年七九歳）によって、一挙にトーンダウンせざるを得なくなった。

中曾根内閣自体、前述のように田中派の支持を取りつけることでようやく誕生した政権だったが、その田中による支配が瓦解《がかい》（一九八五年二月、田中派分裂。田中自身も脳梗塞で倒れ、影響力を失う）してしまったことにより、五年に及ぶ長期政権となった。かくして、「医療費抑制」、「自己責任論」を標榜する、社会保障政策の質的転換がなされたのである。

新自由主義はバブルを招き、日本はその後一〇年以上にわたって「後遺症」に苦しむこととなる。ようやく回復したと思ったら、今度は米国のサブプライム・ローン問題に端を発した、世界規模の経済危機に見舞われるという有様だ。

そんな中、わが国の政権は、目まぐるしいとさえ言えるほど交代していったが、吉村が策定した一連の改革プランだけは、彼亡き後（一九八六年退官、同年死去）も後継者たちの手で、ぶれることなく推進されていった。

なにしろ吉村は、すでに見たように並外れた論理性と行動力の持ち主で、「ミスター官僚」、「厚生省の歴史を変えた男」と呼ばれ、自ら「吉村学校」と称する勉強会を開いて後進の育成に力を注ぐなど、若手官僚から絶大な信頼を寄せられていた人物である。

死後も遺族からの申し出によって、「吉村厚生政策研究助成金」が創設されるなど、影響力は計り知れない。吉村の遺志によって、厚生労働省は霞が関における新自由主義の牙城になったと言える。

そして二〇〇一年、小泉内閣が誕生したことで、厚生労働省は一段と活気づく。

バブル崩壊の後始末をするために、市場経済への国家介入が強まる一方、消費税の導入（一九八八年、竹下内閣）、同税率五パーセントへの引き上げ（一九九七年、橋本内閣）の際に、いずれも福祉の充実という大義名分が掲げられたことから、厚生官僚主導による医療費削減策は、一時的に鳴りを潜めざるを得なかった。

そこへ、中曾根内閣以上に新自由主義的な傾向の強い政権が誕生したのである。小泉内閣が掲げた「聖域なき構造改革」のスローガンのもと、厚生労働省は、それまで暖めてきた保険診療の三割負担、後期高齢者保険の創設、介護保険制度の改正といった政策を、矢継ぎ早に実行に移した。

とりわけ見落としてはならないのは、労働基準法が改正され、いわゆるホワイトカラーの残業代を保障する法的根拠が失われてしまったことだ。これは、中曾根内閣当時の「土光臨調」に倣って作られたとされる「経済財政諮問会議」を通じて、財界トップの意向を政策に採り入れる形でなされたものである。

財界の関心は、もっぱら企業の人件費削減にあったことは疑う余地がないが、この法改正によって医療現場の労働環境は悲惨なものとなってしまった。

今や勤務時間に見合った、まともな収入を得ているのは、都市部の一部の開業医だけで、病院の勤務医は人手不足を補うために月間六、七日の徹夜勤務（夜勤ではない。そのまま日中の診療も行う）が常態化し、そのような苛酷な超過労働は無償も当たり前とされてしまっている。

とりわけ医師不足が深刻な地方では、自治体病院に勤務する医師を「特別公務員」として、給与の上乗せをするといった方法までとって、医師の確保に努力しているが、それでも人手不足が解消されないのが現実である。

これでは、過労や待遇に対する不満から離職してしまう医師が増える事態を防げるはずもなく、ますます人手不足に拍車がかかるという悪循環に陥っている。今や多くの病院が、医師の使命感と良心に頼って二四時間態勢を維持しているが、それでも前章で紹介した、妊婦の救急受け入れ拒否のような悲劇が起きているのだ。

これはまさしく、「忠勇無双の強兵」の自己犠牲だけを頼りに、絶望的な戦争を継続して犠牲を拡大させた、昭和の軍国主義の再現ではないか。

自己責任論と禁煙運動

都内在住の三五歳の女性Aさんは、今でも区役所に対する怒りが収まらない。

Aさんには小学校一年生の子供がいるが、夫はいない。いわゆるシングルマザーなのだが、これまで特に福祉の世話になったことはなかった。

ただ、彼女には弟が一人いて、その弟が一〇年ほど前から鬱病に悩まされ、ほとんど外出できない状態が続いていた。Aさんは弟も同居させ、治療費の負担も含めて面倒を見てきた。女手ひとつで二人の扶養家族を養ってきたわけである。

ところが二〇〇八年になって、弟の鬱病の症状が悪化した。周囲から入院治療を進められたこともあって、Aさんは弟の世帯を分離し、彼に対する生活保護を申請して、支給されるお金を治療費に充てようとした。そうしなければ、彼女の収入では子供の教育費と弟の医療費をまかなっていくことなどできなかったのだ。

ところが区役所の職員は、

「家族を見捨てるのか」「弟が可哀想ではないか。それでも姉か」

といった暴言を浴びせ、申請の取り下げを迫ったのだ。

事前に、生活保護申請に対する区役所の対応がそうしたものだと聞かされていたAさんは、頭を下げ続けて、なんとか申請を受理してもらったのだが、職員は最後に、弟に対する生活保護を認める条件として、Aさんの世帯は今後いかなる理由があろうとも生活保護を申請しないという「念書」の提出を迫り、あろうことか小学一年生の子供の署名捺印まで要求した。

もともとAさんの世帯に、働き手は彼女一人しかいない。現時点では元気で働くことができており、自身の生活保護申請などは考えてもいないが、本人の意志と関係なく、ケガや病気のリスクは常にあるものだ。働けなくなって収入が途絶えるリスクは誰にでもある。そういう時のためのセーフティネットを用意するのが行政の仕事であり、生活保護はそのための制度だ。この区役所は、Aさんの身にそうした事態が起きた場合、念書を盾にとって、親子を見殺しにするつもりなのだろうか。まるで悪徳金融業者ではないか。

やはり都内在住のBさん（七八歳）は、介護保険を申請しようとしたが、なんと申請の際に一人で歩いてきたことを理由に、区役所の窓口で受け付けを拒否された。Bさんはアレルギー性肉芽腫性血管炎という持病を抱えており、右足が不自由だ。支えがあればどうにか歩くことはできるものの、介護を必要としている。ところが区の職員は「歩ける」という事実のみを取り上げて、Bさんの申請を門前払いにした。

二〇〇五年に介護保険の制度改革が行われて以来、こうした例が急増している。すでに介護保険の受給者となっていた人でさえも、その等級を一挙に何段階も下げられ、介護補助の受給額を減らされてしまうケースも多い。当然の結果として、費用分を含めた家族や周囲の負担が増している。

しかも東京都の場合、給付抑制のために介護認定の裏マニュアルが作成され、担当部署に配布されていたことが明るみに出ている。

そのマニュアルによれば、調査員が認定調査（面接）をする際にケアマネージャーの同席を認めず、本人とのみ面談して調査書を作成することが定められている。その上で、たとえ認知症であっても、調査員から名前を呼びかけられて返事をしただけで、「会話能力がある＝認知症ではない」と判定する、といったことが横行している。

ケアマネージャーが見かねて、症状の詳細や日常生活を記録したレポートを添え、後日嘆願書を提出した事例も多いが、判定は滅多に覆らないらしい。

もともと介護保険とは「介護の社会化」を目的として創設された制度である。もう少し具体的に述べると、訪問介護などの費用を補助することによって、働く女性が親族の介護のために仕事を辞めざるを得なくなる「介護離職」や、高齢者が配偶者などの介護を続けねばならない「老老介護」などの問題を解決することを目的としたものだ。

ところが現実には、給付金を抑制するために、家族が同居していたら家事援助は受けられない。同居している子供が仕事に出なければ生計を維持できず、日中は独居状態にならざるを得ないケースでも、家族が面倒を見ればよいだろう、という判断がまかり通っている。

介護保険は恩恵でなく、国民が納めた保険料と税金で維持されている公的な制度なのだが、これではまるで、掛け金を取るだけ取っておいて保険金を支払わない悪徳業者のようなものではないか。

二〇〇八年一一月二〇日、経済財政諮問会議の席上、麻生首相は、

「たらたら飲んで、食べて、なにもしないでいる人たちの金（医療費）を、なんで私が払

わなければならないのか」

と暴言を吐いた。

この人は就任当初から、漢字が読めないとか、日本語能力に問題あり、との指摘が多かったが、少なくとも右の発言は、今のわが国に横行する「自己責任論」の本質を、実に分かりやすい形で述べてくれたと評価できる。

くどいようだが、なりたくて病気になる人などいないのである。誰もが、突然病魔に冒され「なにもしないでいる」状態を余儀なくされるリスクを抱えているのだ。

さらには、社会というものは、保護を必要とする子供や、すでに現役を退いた上に、健康上の問題を抱えるようになった高齢者も含めて成り立っている。

そうした社会における「共生」、「助け合い」の考え方を、私的な行為ではなく制度的に保障するのが国家というシステムで、だからこそ国民は納税の義務を果たすのである。

ここであらためて憲法第二五条を持ち出すまでもなく、国民に義務や法的な縛りがかけられているのと同様に、国家もまた国民に対して責任を負っている。

ところが今の政府は、国民の生存権を保障するセーフティネットの整備を怠り、所得の低い人たちを医療・保険制度から切り捨てていく政策をとっておきながら、「自己責任」

を持ち出して居直ろうとしているのだ。

念のため述べておけば、自己責任を頭から否定するつもりはない。国家の責任放棄を自己責任論にすり替えることは許されない、と述べているまでである。

しかも、自己責任論には論理的な一貫性がない。これは禁煙をめぐっての論議を見れば明らかで、当初、まさに自己責任であるマナーの問題として「嫌煙権」「分煙」を主張していたものが、いつしか「マナーからルールへ」のスローガンのもとに強制力をともなうようになり、最近は喫煙者を「ニコチン依存症」と位置づけ、タバコを販売した会社や国の責任を追及する動きになってきている。

わが国で「嫌煙権」という言葉が最初に登場したのは一九七七年のことだが、当時は成人男性の場合、喫煙者が多数派という中で「吸わない側の権利」を主張した運動の結果、新幹線の禁煙車両や、駅などの「禁煙タイム」を実現させる成果を挙げてきた。

ところが「嫌煙権」から「分煙」を経て、タバコ追放にまでエスカレートすると、たとえ非喫煙者が多数派になろうが「吸う権利」の壁に突き当たる。そこで持ち出されたのが、「喫煙者もニコチン依存症の被害者なのだ」

という論理である。禁煙を推進するのは喫煙者のためでもある、というわけだが、この論理のいかがわしさは、前章で取り上げた、監視社会をめぐる名古屋大学大学院・大屋准教授の議論と二重写しにしてみれば、すぐ分かるであろう。

実際、米国では「タバコ会社によってニコチン依存症にされた」との趣旨で、損害賠償を求める訴訟が一〇〇〇件以上起こされたが、原告が勝訴した例はほとんどない。ただ、タバコの害を喧伝する手段としては有効であったと言える。

こうして禁煙運動が盛り上がっていった結果、二〇〇三年五月には世界保健総会の場において、「タバコ規制枠組み条約」が満場一致で可決された。日本は翌二〇〇四年六月に批准している。

この条約の中で、根拠があやふやなまま喫煙者は「病人」と認定されたわけだが、具体的な対策としては、タバコを販売するに際して、常にインフレ率を上回る価格引き上げを行い、その税収の一部をタバコ規制に関わる費用に充当することが定められた。

事実、ヨーロッパ諸国でのタバコの値段は（為替レートの問題もあるが）おおむね一箱一〇〇〇円前後である。

しかしこれでは、お金がない人に喫煙を諦めさせる効果しかないことは、自明の理であろう。なんのことはない。第三章で述べた「社会コスト論」をあらためて見るまでもなく、各国が国策として禁煙を推進しているのは、国民の健康を憂慮したのではなくカネの問題だということを自己暴露しているのだ。

余談ながら、二〇〇七年に年金をめぐる論議の中で、当面の財源不足に対処すべく、タバコを値上げして増収分を引き当てよう、との主張が聞かれたが、これはできない相談であった。なぜなら、タバコ税はタバコ追放のための目的税とすべきだということが、条約に明記されているのだから。

いずれにせよ、タバコの値段を上げることでタバコ追放が実現すると考えるのは、非現実的である。経済原則から逸脱した法外な価格設定は、必ず市場から反撃を受ける。つまり、官許の販売ルートとは別の、アンダーグラウンドの市場が形成されるに決まっているわけで、これは一九二〇年代の米国における禁酒法の例を見れば明らかである。

前述のように、タバコ一箱の値段を一〇〇〇円前後に設定しているヨーロッパでは、タバコの密輸や、偽物（模造品）の密売事件が後を絶たない。こうしてアンダーグラウンドに流れ込んだカネが、闇組織を潤していることは言うまでもない。

禁煙の問題が今ほどうるさくなかった一九八〇年代でさえ、デンマークの首都コペンハーゲンの繁華街では、市価の半額で大量のタバコが出回ったことがある。警察が捜査に乗り出したが、盗難や密輸の形跡がどこにもなかった。模造品でもなく、「ブツ」の供給元が皆目分からなかったのだ。

ところが、売人を捕らえては追及するという粘り強い捜査の結果、驚くべき事実が発覚した。なんと北朝鮮大使館が、外交特権＝免税を利用し、市価の八分の一で大量のタバコを買いつけては横流しししていたのである。

もちろんこれは許されることではなく、デンマーク政府は北朝鮮外交官全員を国外退去処分にしたが、市価の半値で売りさばいても利益が出るような価格設定が、こうした悪知恵を生み出したことは事実で、かの国の人たちだけが、こんなことを考えつくわけでもないだろう。

福祉こそが安全保障である

毎年夏になると、戦争の記憶を語り継ごう、といった企画が新聞はじめマスコミにあふれる。しかしその一方では、日本が過去に敗戦を味わった事実さえ知らない若い人が増えているとも聞く。

本書にせよ、著者はもとより編集・出版の業務に携わる者のほぼ全員が、戦争を知らない世代である。が、少なくとも自国の歴史として戦争の教訓はきちんと学び、次の世代になにごとかを語り継ぎたいとは考えている。

昭和の日本が、なぜ戦い、そしてなぜ敗れたかということは、学んで辛くなることもあるが、それだけに考えさせられることも多い。

ひとつ言えるのは、当時の国民が、どうしてあそこまで国を無批判に信じてしまったのか、今の感覚では容易に理解できない、ということである。

逆に言えば、この問題の検証は、はなはだ不十分なのではないか。閣僚の靖国神社参拝に対して批判的なメディアでも、かつて戦意高揚を積極的に煽った側としての責任は、どう考えているのだろうか。

本書のタイトルを『大日本「健康」帝国』とし、昨今の健康ブームと戦前の軍国主義体制の相似性をことさら強調するような書き方をしたのは、本当は強権や独裁だけが国民にとって不幸な体制だとは言えないのではないか、との問題意識があったからである。

国家が国民の健康に気を遣うのは、結構なことのように思える。しかしながら、「なんのために？」

という疑問を投げかけてみたならば、まったく違う一面も見えてくる。幾度も述べるが、好きこのんで病気になる人はいない。それなのになぜ、国家は国民に「健康」を押しつけるような振る舞いをするのか。

もうひとつ、医療や福祉の問題は、国防や安全保障の問題にたとえると、非常に分かりやすいからである。

自衛隊は多くの災害救助活動や、さらに近年は国際平和維持活動などにも参加しているが、本来の軍事的機能をもって、目に見える形で「国防の任」を果たしたことはない。

このことをもって、災害救助隊でいいではないか、といったことを主張する人もいるが、これは物事の本質を理解した議論とは言えない。

自衛隊がこれまで本来の機能を発揮しなかったのは、戦争が起きなかったからで、これこそ国民にとって有り難い状態なのである。戦前でも、「平時の軍人は晴天の唐傘」という言い方があった。

憲法第九条の問題もあるが、平和を願うことと軍備を認めないことは、イコールではないのである。

警察や消防に置き換えて考えれば、もっと分かりやすいかも知れない。

よく刑事ドラマなどで、事件が起きたと張り切る若手に、ベテラン刑事が、

「俺たちの仕事は、ヒマが一番なんだ」

などと諭す場面があるが、たしかに犯罪が起きなければ警察が、火災や救急出動が少なければ消防はヒマになる。そうであればあるほど、国民は安心して暮らせるわけだ。

つまり安全保障というのは、ある意味で矛盾した受け止め方をされざるを得ない。

全国で警察官が二七万人、消防職員は一五万人いて、彼らの給与は税金から支払われているが、これを無駄だと考える人はまずいないだろう。しかしながら、警察や消防の出番が多いのは、国民にとって困った事態なのである。

これが安全保障のもっとも基本的な考え方で、「いざという時の備え」こそ、国家の最低限の義務であると言ってよい。ここに自己責任論など持ち込むことはできない。

「自立した個人なら、自分の身は自分で守れ」

などと言われたら、どう思うだろうか。

現実問題としては、米国ではこれに近い考え方があり、市民には武装する権利があるとする人が多いため、銃規制がなかなか進まない。大学で乱射事件が起きた時でさえ、

「一般学生が武装していれば（銃で反撃できるから）、被害はもっと少なくて済んだはずだ」

などという議論が聞かれたほどだ。素人が教室の中などで撃ち合ったら、それこそ流れ弾が飛び交って死傷者が増大するに決まっているのだが。

安全保障をないがしろにしては、もはや国家とは呼べないが、それをあくまで「いざという時の備え」として、できるだけ本来の機能を発揮させないようにするのが、政治の仕事でもある。

では、医療や福祉はどうなのか。

我々は一生を通じて、医療と無関係ではいられない。そもそもこの世に生まれる時に医療機関の世話になるし、医師の死亡診断書がないと埋葬の許可も出ないから、無事に（？）一生を終えることもできない。

もちろん、ケガや病気がなく、医者の世話になることがなければ、それこそ有り難い状態である。しかし、そうしたリスクは常にあるわけだから、いざという時はすぐに病院に行けるという体制が、やはり必要なのである。

福祉も同様で、働けるのに働かず、生活保護の世話になってのんびり生きていきたい、などと考える人は、そう大勢はいない。問題は、なんらかの事情で働けなくなり、収入が途絶えたような時、ちゃんと機能するセーフティネットがあるかどうかだろう。

現実はどうか……という点については、多くを語るまでもない。

現在の医療崩壊、不況下における貧困の蔓延は、もはや「国家の非常時」なのである。自分の体や生活には自分で責任を持つ、という範囲を超えた事態であり、それこそ「国を挙げて」取り組まねばならない課題である。

ところが国は、高齢化社会が医療費の負担増を招き、国家財政を苦しめている、といった観点からのみ「危機」を語る有様だ。その上で自己責任論を語る。これこそ、たとえて言えば、敵が海岸線に迫っているのに、「燃料・弾薬がもったいない」と言って軍隊を動かさず、「自分の身は自分で守れ」と言い放つようなものではないか。

もう少し、現在の我々の生活に密着した話をしよう。

国が医療費削減策を打ち出し、福祉の拡充に消極的なのは、一〇〇〇兆円近いと言われる借金が原因である。次世代にツケを回すわけにはいかない、と言われれば、たしかにそうだとも思える。

しかしながら、ここで考えていただきたいのは、

「子供が病気の時に、借金の心配をすべきかどうか」

と言うことである。まっとうな親なら、返済の心配よりも、まずは子供を医者に連れて行くだろう。そのツケを次世代に回すのか、と言う人に対しては、こう答えよう。

国民皆保険制度が崩壊しつつある今、親が保険料を支払えなくなった結果、無保険状態になっている子供が全国に三万人以上いる。この子供たちが、財政上の理由から救済されないとしたら、それは果たして「次世代にツケを回すのを避けた」と言って誇れることなのか。

もちろん、家計でも国家財政でも、やりくりの工夫は必要である。前述の天文学的な借金の主たる原因として、税金の無駄遣いがあったことも忘れてはならない。しかし、それとこれとは別なのである。貧しい人は医者にもかかれない、という社会は、断じて正当化することはできないのだ。

もうひとつ、こちらは「たら、れば」だが、戦前の日本人が日米の戦力差、さらには工業力をはじめとする潜在戦争能力の差について、ちゃんとした知識を持っていたら、どうだったろう。かなりの確率でもって、

「この戦争は避けた方がよい」

という声が上がったのではないだろうか。

もちろん史実では、そうはならなかった。国民はむしろ戦争に熱狂し、「無敵皇軍」を信じていた。第五章でも述べたが、多くの人が、どうも国の言うこと（大本営発表）は当てにならない、と考えはじめた時には、核武装している軍隊を竹槍で迎え撃とう、という事態にまでなっていた。

信じ込ませた方が悪い、と言えばそれまでかも知れない。だが、安易に信じたことに対する反省は必要ないのだろうか。

「健康は国民の義務である」

などと言われたなら、余計なお世話だ、と言うくらいの気概は持ちたい。国を挙げての健康ブームが起きたような時、乗り遅れる心配をするのではなく、本当にそれでよいのか、とまずは考えてみることだ。

それこそが真に健全な生き方であり、我々の「自己責任」なのである。

少し長いあとがき

ジャーナリストの堤未果さんによれば、米国のニューヨークで盲腸の手術を受けた場合、その費用はおよそ二四三万円にもなるそうだ。しかも、平均入院日数はわずか一日。

米国には国民皆保険制度がないばかりか、医療費そのものも他の主要先進国と比較して平均約二・五倍。民間の医療保険に加入している場合であっても、カバーされる範囲が限定されてしまうため、一度医者にかかったならば、借金漬けになってしまう事例が少なくない。

事実、二〇〇五年の統計では、米国の全破産件数二〇八万件のうち、個人破産が二〇四万件を占め、その過半数が高額の医療費負担に起因するものであった、とのデータも明らかにされている（『ルポ貧困大国アメリカ』岩波新書　六五、六六頁参照）。

米国は戦後の日本にとって「豊かさのお手本」となってきた国である。GDPなどを見る限り、今も世界一「豊かな国」であることは間違いない。

しかしながら、医療や社会福祉の面から見る限り、右の実例など氷山の一角であるという「人に優しくない社会」なのである。

本書では、メタボ検診や禁煙の問題など、どちらかと言えば国が「余計なお世話」を焼いているのではないか、といった実例を紹介してきた。したがって、本文を読んでくださった方々に対して、あえて補足するとするならば、

「余計なお世話は、優しさとは言えない」

ということになるであろう。

戦前に、厚生省（現 厚生労働省）という役所が作られたのは、実は徴兵検査の合格率が低下した事態に対応するためであった。伝染病などの問題を別として、国が国民の健康状態まで「心配」し、「お世話」を焼いてくる時には、そこにどういう意図があるのか、疑ってみるくらいの態度でいた方がよい。

今はまだ「余計なお世話」の段階だが、その先にあるものは、

「国はやることはやったのだから、あとは自己責任」

という論理でもって、財政面で負担の大きい国民皆保険制度を葬り去る政策ではないのか。

二〇〇九年六月より、大衆薬品と呼ばれる風邪薬や胃腸薬などが、スーパー、コンビニなどで購入できるようになった。

これにより、子供が深夜に熱を出したような場合でも薬を購入することが容易になったと、マスコミでは盛んに宣伝されている。

そもそもこうした「規制緩和」が、米国に範をとった「セルフ・メディケーション」という政策の一環であるということを、どれほどの人が理解しているだろうか。

米国では、手術を受けるほどの病気やケガでなくとも、とにかく医者にかかるだけで、初診料が一万五〇〇〇円から三万円ほどかかる。その後、継続的に治療を受けるとなるともはや青天井で、相当な収入もしくは資産のある人でないと支払えない。

このため多くの人が、体に変調をきたしても、ほとんどの場合は市販の薬品で対処し、日常生活の中でも「体によい」ものを摂取するように心がけている。事実、サプリメント大国と呼ばれる米国の、こうした「健康」食品の消費量は世界でも群を抜いている。それでも医者にかからねばならない事態となったら、それこそ家財を売り払う覚悟をしなければならない国なのだ。

本文中で繰り返し指摘したように、病気になりたくてなる人などいないわけだが、健康管理にまで「自己責任」の概念が持ち込まれると、こうした社会になるのである。

日本が、金持ちしか医者にかかれないような国になってもよい、と考えている人はまずいないと思うが、しかし現実には、社会的弱者を切り捨て、国民皆保険制度を名目だけのそれにしてしまう政策が進行している。

一方で、医薬品の通信販売には規制がかけられるといった、政策面での矛盾も指摘しておきたい。

ネット通販などに様々な問題があることは事実だが、漢方薬など、事実上、通信販売でなければ手に入らないものもある。

まさかとは思うが、風邪薬をコンビニで販売することは大手製薬会社の利益になるが、漢方薬など知ったことではない、という発想ではなかったのだろうか。わが国の厚生官僚の利権体質を見ると、便利になるという話も素直に受け取れなくなる。

本書ではまた、アジアを植民地支配から解放するのだという「聖戦」の論理の陰で、具体的にどのようなことが行われてきたのかを指摘してきた。

戦時中の日本人は軍部にだまされていただけだ、と言う人がいるが、だまされたと気づいた時には手遅れになっていたのである。

この間の、一連の制度改革は、「聖域なき構造改革」を掲げて颯爽と登場した小泉内閣によって、そのレールが敷かれたと言ってよい。

そして、今さらながら冷静に振り返って見ると、この政権くらい言うことと実際にやることが違った例も珍しいのではないか。

小泉内閣のキャッチフレーズだった「(痛みをともなう)聖域なき構造改革」という言葉を聞いて、国民が思い描いたのは、まさに「国家の非常時」とも言える財政事情の中、再建に向けて、構造的な利権体質や、無駄遣いの温床となっている縦割り行政を抜本的に改革する事業であったと思う。

だからこそ、二〇〇五年のいわゆる郵政選挙において、国民は自民党を大勝させた。あたかも「聖戦の大義」に酔い痴れたかのように。

たしかに小泉内閣は、郵政だけでなく道路公団の利権体質にも手をつけた。しかし、民営化の顛末を見れば分かるように、本当の主眼が経済財政諮問会議（すなわち財界）とともに、新自由主義的政策を推し進めることにあったことは、もはや明らかだ。

　これにより「痛み」を強いられたのは、福祉や社会保障などを切り詰められた国民だけで、大企業はと言えば、痛みどころか様々な特例措置（＝減税）を勝ち取り、二〇〇八年のサブプライム・ショックで投機バブルが崩壊するまで「カジノ資本主義」を謳歌していたのである。

　二〇〇八年暮れに、東京の日比谷公園に出現した「年越し派遣村」は、見方によっては、敗戦後の焼け跡の再現であった。

　国民の「痛み」をよそに、政策的に与えられた余剰資金をもって、投機バブルに踊っていた大企業は、バブルが崩壊するや、派遣切りという形で、またしても弱者にツケを回したのである。

　これまた本文で取り上げたことだが、国民が戦争で塗炭の苦しみを味わっていた中、その責任を取らないどころか、利権をむさぼった連中がいたことを忘れてはならない。

日本国憲法は、国民の平和的かつ文化的な生活を保障している。政府には国民生活の安全と安心を保障する義務があるので、少なくとも、目下進行しているような事態を「自己責任」などと取り繕うことはできないのだということを、あらためて確認しておきたい。

最後に、本書の企画をこころよく了承してくださった平凡社新書、前編集長（現 静岡県立大学国際関係学部准教授）の飯野勝己氏と、実際の編集業務を担当してくださった新書編集部の和田康成氏に感謝いたします。

二〇〇九年六月

林信吾・葛岡智恭

参考文献

伊藤周平『後期高齢者医療制度』平凡社新書
大櫛陽一『メタボの罠』角川SSC新書
門倉貴史『官製不況』光文社新書
鎌田慧『コイズミという時代』アストラ
小谷野敦・斎藤貴男・栗原裕一郎『禁煙ファシズムと戦う』ベスト新書
佐藤純一・浜六郎・和田知可志『「脱メタボ」に騙されるな!』洋泉社新書
祥伝社新書編集部編『グレート・スモーカー』祥伝社新書
鈴木厚『崩壊する日本の医療』秀和システム
高田明和『健康神話にだまされるな』角川oneテーマ21
武田良夫『「タバコは百害あって一利なし」のウソ』洋泉社新書
名取春彦・上杉正幸『タバコ有害論に異議あり!』洋泉社新書
長谷川幸洋『官僚との死闘七〇〇日』講談社
林信吾『「戦争」に強くなる本』ちくま文庫
谷岡一郎『データはウソをつく』ちくまプリマー新書
松永和紀『メディア・バイアス』光文社新書

参考文献

宮里勝政『タバコはなぜやめられないか』岩波新書
宮島英紀『まだ、タバコですか？』講談社現代新書
山田千晶『タバコ発がん説のウソ』恒友出版
ロバート・N・プロクター、宮崎尊訳『健康帝国ナチス』草思社

【著者】
林信吾（はやし しんご）
1958年東京都生まれ。神奈川大学中退。83年から10年間在英ののち帰国。以降作家、ジャーナリストとして活躍。『これでもイギリスが好きですか？』『しのびよるネオ階級社会』（以上、平凡社新書）、『反戦軍事学』（朝日新書）など、著書多数。

葛岡智恭（くずおか ともやす）
1959年東京都生まれ。法政大学卒業後、出版社勤務を経て独立。雑誌編集、広告制作にたずさわる。林氏との共著として『野球型 vs. サッカー型』『昔、革命的だったお父さんたちへ』『日本人の選択』（以上、平凡社新書）などがある。

平凡社新書481

大日本「健康」帝国
あなたの身体は誰のものか

発行日——2009年8月11日　初版第1刷

著者——林信吾・葛岡智恭
発行者——下中直人
発行所——株式会社平凡社
東京都文京区白山2-29-4　〒112-0001
電話　東京（03）3818-0743［編集］
東京（03）3818-0874［営業］
振替　00180-0-29639
印刷・製本—株式会社東京印書館
装幀——菊地信義

© HAYASHI Shingo, KUZUOKA Tomoyasu
2009 Printed in Japan
ISBN978-4-582-85481-7
NDC 分類番号360　新書判（17.2cm）　総ページ200
平凡社ホームページ　http://www.heibonsha.co.jp/

落丁・乱丁本のお取り替えは小社読者サービス係まで
直接お送りください（送料は小社で負担いたします）。

平凡社新書　好評既刊!

172 これでもイギリスが好きですか？　林信吾
「ゆとり」の正体は、歴史の罪は……？〝礼賛〟気分を超え、本当の姿を知る。

214 野球型vs.サッカー型　豊かさへの球技文化論　林信吾　葛岡智恭
未来はどちらの先にある？社会が元気になるための球技文化のありかたを探る。

267 しのびよるネオ階級社会　〝イギリス化〟する日本の格差　林信吾
日本は英国型の階級社会へ向かっている！　在英生活報告も含め警鐘を鳴らす。

288 昔、革命的だったお父さんたちへ　「団塊世代」の登場と終焉　林信吾　葛岡智恭
年金持ち逃げと呼ばれるか、有終の美を飾るか？　団塊世代に挑発とエールを送る。

312 ニッポン不公正社会　斎藤貴男　林信吾
たんなる不平等ではない！日本社会にはびこる格差固定のイカサマを衝く対談。

378 日本人の選択　総選挙の戦後史　林信吾　葛岡智恭
政権交代は、実は何度も起こっていた。選挙の流れから戦後史をとらえ直す。

437 後期高齢者医療制度　高齢者からはじまる社会保障の崩壊　伊藤周平
非情な「姥捨て山制度」に苦しむ高齢者の姿は、未来の我々の姿なのか。

468 タバコ狩り　室井尚
WHO主導による「完全禁煙の法制化」をめざすタバコ排除の力学を暴く。

新刊、書評等のニュース、全点の目次まで入った詳細目録、オンラインショップなど充実の平凡社新書ホームページを開設しています。平凡社ホームページ http://www.heibonsha.co.jp/ からお入りください。